Sarah Tschernigow

NO TIME TO EAT
Auf die Schnelle gesund ernähren

Ullstein

Besuchen Sie uns im Internet:
www.ullstein-buchverlage.de

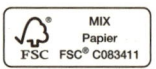

Originalausgabe im Ullstein Taschenbuch
1. Auflage Januar 2019
© Ullstein Buchverlage GmbH, Berlin 2019
Fotos im Innenteil: © Isabell Czolkos,
© Sarah Tschernigow
Grafiken © Melanie Hauke
Satz: Pinkuin Satz und Datentechnik, Berlin
Gesetzt aus der Caecilia
Druck und Bindearbeiten: CPI books GmbH, Leck
ISBN 978-3-548-37779-7

Für meine Familie –
die schon immer an mich geglaubt hat

Inhalt

Vorwort 11

Einleitung 13

TEIL I
Die To-go-Falle

Teufelskreis »auf die Hand« 27

Der Power-Kreislauf – mehr Energie im Joballtag 34

TEIL II
Die Ernährungsbasics – was wirklich wichtig ist

Vegan, Detox, Low Carb – is(s) doch egal! 42

Einmal Kalorien zählen! Oder doch nicht? 48

Wie viele Kalorien brauchst du? 54

Warum du einmal im Leben Kalorien
gezählt haben solltest 58

Warum du damit wieder aufhören solltest 59

Jede Diät wird irgendwann scheitern 62

Clean Eating – besser als jede Diät 68

Du kannst dich nicht überessen 72

Alles, was von der Natur kommt, ist gut 73

Die Suchtformel im Fertigessen 75

Woran du Clean Food erkennst 79

Clean Food im Alltag finden 82

TEIL III
Lass uns einfach besser essen!
Der 10-Punkte-Plan

1. Spüre schlechte Gewohnheiten auf 90

   Bewusst essen geht auch ohne Zeit 98

   Hunger oder Appetit 102

2. Organisiere dich 106

   Schnapp dir deinen Kalender 107

   Die ganze Woche? 108

   Küchenausstattung 110

3. Trink dich satt 114

4. Unterscheide gute von schlechten Lebensmitteln 119

   Deine Basislebensmittel-Liste 120

   Gute und schlechte Kohlenhydrate 121

   Was du über Obst wissen solltest 125

   Gutes und schlechtes Eiweiß 126

   Gute und schlechte Fette 129

5. Kaufe smart ein 136

   Zutatenliste in Sekunden verstehen 139

   Wie du der Zuckerfalle entkommst 145

   Was du über Süßungsmittel wissen musst 149

   Das Wichtigste zur Nährwerttabelle 152

   Die magische 10 152

6. Mealprep –

   mach dich unabhängig von »auf die Hand« 155

   Die EKG-Formel 156

Die besten Snacks 162

Superfood oder Supermarketing 164

So könnte dein *No time to eat*-Tag aussehen 166

Speed – wie du in der Küche noch
mehr Zeit sparst 168

7. Rüste dich für unterwegs und auf Reisen 176

Essen und Fliegen 177

Ein besonderes Kapitel 182

Bäcker und Bahnhof 191

Essen im Hotel 204

8. Wie du gesund auswärts isst 210

In der Kantine 211

Im Restaurant bestellen 214

Gibt es gesundes Fast Food? 223

9. S.O.S. – Sei auf schwierige Situationen
vorbereitet 228

10. Etabliere gute, neue Gewohnheiten 239

Dank 250

Anhang

Brauchst du Hilfe? 254

Quellen 254

Liste mit Morgenroutinen 256

Rezepte 257

Vorwort
von Sophia Thiel

Bei unserem ersten persönlichen Treffen in Ercans Body-gym in München habe ich sofort gemerkt: In Sachen Er-nährung und Mindset sind Sarah und ich voll auf einer Wellenlänge! Zuvor hatte sie mich in ihren Podcast ein-geladen, und wir blieben nach diesem tollen Interview weiter in Kontakt. Als ich wenig später als eine der Ersten einen Blick in ihr Buch werfen durfte, war ich hellauf be-geistert! So viele Aha-Momente, und alles so wunderbar verständlich und einfach verpackt, dass wirklich jeder verstehen und umsetzen kann, wie gesunde Ernährung auch mit wenig Zeit funktioniert!

Ich beschäftige mich selbst schon seit Jahren intensiv mit Training, Ernährung und mentaler Weiterentwick-lung. Dieses Buch entspricht absolut meiner Philoso-phie: Egal wie stressig das Leben manchmal ist, es gibt IMMER einen Weg, ohne Ausreden! Sarah macht es den Lesern ganz einfach. Darüber hinaus gibt sie Einblicke in ihre persönlichen Erfahrungen und praktische Tipps in Form einer Schritt-für-Schritt-Anleitung.

Wer dieses Buch liest, wird realisieren, wie wichtig die Ernährung nicht nur für unser körperliches Wohlbefinden, sondern auch für generelle Lebensqualität ist. Sarah nimmt ihre Leser an die Hand und zeigt ihnen, wie sie endlich alles erfolgreich unter einen Hut bekommen. Ich kann diese Lektüre wirklich jedem wärmstens empfehlen!

Sophia Thiel
Fitnesstrainerin und Bestsellerautorin

Einleitung

Hallo Experte!

Ja du.

Du bist ein Ernährungsexperte, da bin ich mir sicher.

Hä ...? Wer, ich?

Ja.

Denn du weißt garantiert jetzt schon ganz viel über Ernährung.

Ganz viel Brauchbares. Vieles, das dich wirklich weiterbringt.

Du weißt zum Beispiel, dass Pommes und Burger nicht wirklich gesund sind, richtig? Oder, dass Cola eine Zuckerbombe ist. Du weißt auch, dass eine kleine Tüte Popcorn im Kino reicht, dass es nicht die große sein muss. Und du weißt, dass Essen am Buffet im All-inclusive-Hotel kein Wettbewerb ist.

Fehlendes Wissen ist nicht der Grund, warum Ernährungsumstellungen scheitern. Es ist nicht das, was dich von deinem Ziel abhält. Egal ob du abnehmen oder zunehmen möchtest. Ob du Muskeln aufbauen oder einfach wacher und vitaler durch deinen Tag gehen willst. Du weißt genug, um es mit der Ernährung im Alltag besser hinzukriegen. Und eines ist auch klar: Es liegt garantiert nicht an zu wenig Zeit!

Hierzulande sind nach Zahlen der Deutschen Gesellschaft für Ernährung rund 65 Prozent der Menschen übergewichtig. Warum ist das so? Ich höre als Ernährungscoach immer wieder diesen einen Satz: »Ich würde/müsste mich ja gerne gesünder ernähren, aber ich habe dafür einfach keine Zeit.«

Gleich danach folgen in den Charts der Ausreden:

Ich kann das nicht. Ich konnte das noch nie. Das geht nicht. Ich mag das nicht. Das klappt doch eh nicht. Ich habe es schon so oft versucht. Ich habe alle Diäten durch. Ich kann nicht ohne Zigaretten. Ich kann nicht ohne Kaffee. Ich kann nicht ohne Zucker. Irgendwas muss ich ja essen. Es gab nichts anderes. Einmal ist keinmal. Nur heute. Ab morgen wirklich. Ich bin im Urlaub. Es ist Weihnachten. Es ist Ostern. Es ist zu warm. Es ist zu kalt. Es ist zu früh. Es ist zu spät. Ich bin zu alt. Ich bin zu jung. Ich habe Geburtstag. Ich habe Kopfschmerzen. Ich hatte eine schlimme Kindheit. Früher. Meine Eltern sind schuld. Mein Partner. Meine Kollegen. Mein Umfeld. Meine Sucht. Meine Arbeit. Ich arbeite so viel. Und heute passt es wirklich nicht. Morgen ja, aber heute nein, denn mein Hamster hat Mumps. Kurzum, ich habe wirklich KEINE ZEIT!

Wir haben natürlich alle gleich viel oder wenig Zeit, jeden Tag. Und du weißt es insgeheim ja auch: Keine Zeit zu haben bedeutet in Wahrheit, andere Prioritäten zu setzen. Fernsehen statt lesen. Ausschlafen statt auspowern. Rumliegen statt rumlaufen. Kaffee statt Tee. Pommes statt Kartoffeln. Apfelkuchen statt Apfel. Naschen statt … es einfach zu lassen. Merkst du was?

Es geht nicht um Zeit.

Es geht um Entscheidungen.

Hunderte kleine und große Entscheidungen, die du jeden Tag, jeden Moment aufs Neue triffst. Die dich entweder in einer Sache voranbringen oder in alten Mustern gefangen halten. Um Zeit geht es eigentlich nie. In Wahrheit geht es um deine Komfortzone, die so gemütlich ist wie ein kleines, warmes Nest.

Wenn du unterwegs Entscheidungen zum Essen triffst, siegt häufig Bequemlichkeit. Schnell auf die Hand. Doch auch hier kannst du wählen. Und wenn du einkaufen gehst, hast du ebenso eine Wahl. Die eine Entscheidung kostet dich nicht mehr Zeit als die andere. Das Gleiche im Restaurant. Oder gibt es auf der Speisekarte wirklich nur dieses eine Gericht mit Schnitzel und Pommes?

Nur mal angenommen, du würdest abends deine zwei Stunden vor dem Fernseher auf eine Stunde 50 verkürzen und eine Werbepause nutzen, um ein Vollkornbrot zu schmieren, das du am nächsten Tag mit zur Arbeit nimmst. Wäre es dann nicht wahrscheinlich, dass du das Brot isst, anstatt dir bei Heißhunger in der Not einfach irgendwas zu kaufen?

Das warme Nest, das unsere Komfortzone uns bietet, haben wir uns alle gemacht und über die Jahre hübsch eingerichtet.

Meins war früher besonders kuschelig. Und auch ich sagte mir, dass ich keine Zeit habe, Dinge anders zu machen.

Ich war Mitte 20, als Eitelkeit und Unzufriedenheit mit meinem Körper dazu führten, dass ich mich intensiv mit

Ernährung und Fitness beschäftigte. Ich war nie wirklich übergewichtig, aber hatte das ein oder andere Kilo zu viel; die berühmten Speckröllchen und einen knuffigen Bauch. Damals arbeitete ich hochengagiert als freiberufliche Journalistin beim Rundfunk. Es gab keine geregelten Arbeitszeiten, nur Aufträge und Schichten. Sonntag war für mich das Gleiche wie Montag. Unregelmäßigkeit war meine Struktur, und ich liebte es. Ohne Kind oder Partner musste ich auf niemanden Rücksicht nehmen und konnte mich in meinem Job – wie man so schön sagt – verwirklichen.

Manchmal tat ich das im Übereifer etwas zu sehr. Als Nachrichtensprecherin hatte ich zeitweise Nachtschichten von 22 bis 6 Uhr. Es kam vor, dass ich danach drei Stunden auf einer Couch im Sender schlief und eine weitere volle Tagschicht als Reporterin hinten ranhing. Cola, Energydrinks, Kantine und Brötchen vom Bäcker gehörten genauso dazu wie Gummibärchen und Schokolade. Wobei ich schon als Studentin viel Mist gegessen habe.

Damals hatte ich eine kleine Einzimmerwohnung in der Berliner Innenstadt. Ich wohnte über einer Dönerbude, deren Geruch mich spätestens um 10 Uhr morgens zärtlich weckte. Gegenüber gab es einen Bäcker, bei dem ich mir jeden Tag Mohnbrötchen kaufte. Das war mein Morgenritual von Montag bis Sonntag – immer zwei Mohnbrötchen. Eins mit Nutella, das andere mit Marmelade oder Leberwurst. Später Döner oder Chinapfanne. »Hallo, hier Tschernigow. Wie immer die 62. Ja genau. Bratnudeln. Ich hol sie gleich ab.«

Als irgendwann Bauch- und Hüftröllchen mehr wurden und ich immerzu müde war, beschloss ich etwas zu ändern. Das ist ja immer so. Wir bewegen uns erst dann, wenn der Schmerz groß genug ist und wir an einem Punkt sind, wo wir so richtig die Schnauze voll haben. Ich war damals wild entschlossen. Ich wollte meine Ernährung ändern, nicht aber mein Workaholic-Leben. Studium und Job waren für mich stets das Wichtigste. Ich sage das, ohne es zu bewerten. Es war einfach so, und es prägte mich und mein späteres Essverhalten.

Ich hatte als Kind häufig die Schule und das Umfeld gewechselt und erlebte viele Brüche in Beziehungen. Angefangen von Grundschulfreundinnen, die ich durch Umzüge und Schulwechsel nie wiedersah, über meinen leiblichen Vater, zu dem ich seit meinem 18. Lebensjahr keinen Kontakt mehr habe, bis hin zu Männerbeziehungen, die reihenweise zerbrachen. Vermutlich, weil ich gar nicht so genau wusste, wie langfristige Beziehungen zu anderen Menschen funktionieren.

In der Schule war ich die andere. Die Außenseiterin, die Schlaghosen trug, obwohl sie längst out waren. Und grüne Haare hatte, obwohl das für Schlaghosen viel zu punkig war. Ich war die, die immer viel zu große, unmodische T-Shirts trug. Denn wegen einer sehr schweren Skoliose war ich in meiner Jugend drei Jahre lang in ein orthopädisches Korsett gepresst. Tag und Nacht musste ich das Gestell tragen, um gerade nach oben zu wachsen. Meine Wirbelsäule hatte damals eine Krümmung von 40 Grad. Das war ziemlich uncool. Und ich war ziemlich uncool. Auch weil ich keinen Alkohol trank und in der Pause nicht auf dem Raucherhof stand. Ich fühlte mich oft einsam und litt darunter, nicht dazuzugehören. Trotzdem unterwarf ich mich nie einem Gruppenzwang und machte mein Ding.

Meine Mutter brachte mir früh bei, dass ich mir nichts gefallen lassen und mich nicht von anderen Menschen abhängig machen darf. Manchmal waren ihre Ansichten vielleicht zu radikal. Aber ich entwickelte mich so vom schüchternen Angsthasen zur kämpferischen Löwin und bin heute dankbar dafür. Ohne dass es mir damals bewusst war, richtete ich mir ein hochautonomes Leben ein, in dem ich jedoch auch wenig echte Nähe zuließ. Ich war lieber allein anstatt mit anderen zusammen. Ich ging ins Fitnessstudio, statt mir einen Teamsport zu suchen. Ich fuhr alleine in den Urlaub und konzentrierte mich voll auf Studium und Job. Ehrgeizig und fleißig war ich schon immer, aber perfektionistisch und besessen wurde ich erst mit dem 18. Lebensjahr. Ich machte damals ein gutes Abitur und war überglücklich. Doch dann kamen die ganzen Absagen von den Universitäten.

Zu schlecht.

Das erschütterte mich bis ins Mark. Ich bekam am Ende doch noch meinen Studienplatz, doch in mir festigte sich der fatale Glaubenssatz: »Gut ist nicht gut genug!« Von da an wollte ich immer zu den Besten gehören, definierte mich nur noch über Leistung und wurde zur Arbeitsmaschine. Ich legte Jahre später mein Diplom mit 1,0 und Auszeichnung ab. Einen schlechteren Schnitt hätte ich nicht akzeptiert. Der Preis, den ich dafür zahlte, waren eine gescheiterte Beziehung, ein Nervenzusammenbruch mit 23, Angst- und Schwindelanfälle, Depressionen, Magen-Darm-Beschwerden – kurzum: Ich wirtschaftete mich und meinen Körper komplett runter. Und wie sich später zeigen sollte, sind Perfektionismus, Besessenheit und Strenge auch keine guten Begleiter, wenn man anfängt, sich mit Diäten zu befassen.

Ich hatte mich also mit Mitte 20 innerhalb kürzester Zeit als erfolgreiche Journalistin hochgearbeitet, wurde aber immer unglücklicher mit meiner Figur. Ich bildete mich im Bereich Ernährung und Fitness weiter und überlegte mir Strategien, wie ich trotzdem gesünder essen konnte. *No time to eat* entstand aus meiner persönlichen Not heraus.

Doch es vergingen noch etliche Jahre bis zu meiner Selbstständigkeit als Ernährungscoach und dem Start meines erfolgreichen Podcasts.

Kennst du Podcasts? Das sind Sendungen zum Anhören, wie Radio ohne Musik. Du kannst sie kostenlos auf Plattformen wie iTunes oder Spotify aufs Handy laden. Seit März 2017 erscheint jeden Montag eine neue *No time to eat*-Podcastfolge mit kompaktem Ernährungswissen to go. Es ist mein Lieblingstag in der Woche.

In den Jahren vor meinem Podcast machte ich aber ziemlich viel falsch mit der Ernährung. Ich probierte straffe Diäten und Fitness-Programme aus. 2013 war ein besonders heftiges Jahr. Ich entwickelte eine Essstörung, nahm Psychopharmaka und fühlte mich zu Menschen hingezogen, die mir nicht guttaten. Meinen 30. Geburtstag verbrachte ich in einer psychiatrischen Klinik.

Und all das entstand, wie ich heute begriffen habe, aus

einer tiefen Unzufriedenheit heraus – einer regelrechten Ablehnung meiner selbst. Aber meine Botschaft nach außen war: Ich bin so beschäftigt, ich habe keine Zeit. Keine Zeit, mich um mich selbst zu kümmern.

Ich werde dir später noch von dieser Phase meines Lebens berichten und dich mitnehmen auf meine persönliche Ernährungsreise. So kannst du hoffentlich die Abkürzung nehmen und aus meinen Fehlern lernen. Ich verspreche dir, dass auch du genug Zeit hast, um deine Ernährung in den Griff zu kriegen. Und glaube mir, mein Ziel ist nicht, dich davon zu überzeugen, deine wenige Freizeit mit Essensplanung zu füllen, jeden dritten Tag auf den Wochenmarkt zu gehen und täglich zwei Stunden in der Küche zu stehen. Nein. Ich habe selbst keine Lust, mich den ganzen Tag mit Essen zu beschäftigen. Die Wahrheit ist nämlich, dass ich Kochen richtig ätzend finde.

Ich habe einen 10-Punkte-Plan entwickelt, der dir Schritt für Schritt das Rüstzeug mitgeben wird, das du für stressige Zeiten brauchst. Mir selbst hat er sehr geholfen, und ich arbeite heute mehr denn je.

Als ich 2016 mit *No time to eat* startete und begann, mir nebenberuflich ein zweites Einkommen als Coach für Vielbeschäftigte aufzubauen, ahnte ich nicht, was daraus werden sollte. Der Durchbruch kam im Frühjahr 2017, als mein Podcast online ging. Es dauerte nur wenige Tage, da führte er die gesamtdeutschen iTunes-Charts an und hielt sich viele Wochen an der Spitze.

Schnell erreichte ich Tausende, dann Zehntausende Menschen pro Folge.

Heute ist *No time to eat* mein Lebensmittelpunkt. Ich stehe als Rednerin auf großen Bühnen, gebe Workshops in Firmen, habe meine eigenen Coaching-Programme und trete als Ernährungsexpertin im Fernsehen auf. Mein Podcast wurde 2017 mit dem »Lifechanger Award« und 2018 mit dem »Kettenbrecher Award« ausgezeichnet. Täglich bekomme ich Nachrichten auf Facebook und Instagram von Menschen, die mir schreiben, wie sehr ich sie motiviere und inspiriere. Nie habe ich so viel Dankbarkeit und Erfüllung gespürt. Und noch nie habe ich so große Visionen gehabt.

Bis 2023 möchte ich das Leben von einer Million Menschen ein bisschen besser gemacht haben. Ich wünsche mir, dass sie erleben, dass gesunde Ernährung auch im stressigen Alltag möglich und in Wahrheit sogar ziemlich einfach ist. Ich freue mich, dass du als Leser oder Leserin einer von ihnen bist!

Also, was meinst du? Lass uns einfach über Essen reden und nicht so eine Wissenschaft daraus machen.

TEIL I
Die To-go-Falle

Das Telefon klingelte, und Martin war dran. Ich hatte noch nie zuvor mit ihm gesprochen; er sollte mein erster großer Klient werden, und er wurde einer, der meinem Claim *No time to eat* wirklich alle Ehre machte.

»Frau Tschernigow, ich habe ein Problem. Ich muss 15 Kilo abnehmen, und ich bin 250 Tage im Jahr im Hotel.«

»250 Tage im Jahr?!« – Alles klar.

Doch nichts war mir in der Sekunde klar, denn dieser Fall toppte alles, was ich bisher kannte. Dabei war Martin, Anfang 30, ein ganz typischer Unternehmensberater in einer namhaften Firma, mit einer für diese Branche ganz typischen 60-plus-Stunden-Woche. Am Wochenende war er zu Hause, doch Montag früh ging sein Flieger um 7 Uhr nach München, Dienstag nach Brüssel, Mittwoch nach Genf, Donnerstag nach London. Ein Jetset-Leben ohne Familie, voll ausgerichtet auf Karriere, definitiv ohne Zeit zum Essen, geschweige denn mit Zeit, Essen zuzubereiten. Das konnte und wollte er auch nicht, wie er mir klarmachte: »Ich habe unter der Woche keine Kochmöglichkeit und esse liebend gerne Fast Food.«

Ein Highlight unserer Zusammenarbeit war eine Textnachricht eines Abends gegen 23 Uhr, in der er mich fragte, was es denn Gesundes bei McDonald's gebe. Ich schaute mich dann tatsächlich gründlich auf der Website des Unternehmens um, wo ich sehr genaue Angaben zu Fettgehalt und Kalorien fand. Ich schrieb Martin eine Stunde später zurück: »Du hast die Wahl zwischen Pest und Cholera. Geh lieber im Hotel essen. Wenn du unbedingt zu McDonald's gehen willst, nimm eine kleine Portion Chicken McNuggets ohne alles. Aber sei dir im Klaren darüber, dass die Nuggets nicht besonders viel Huhn enthalten. Gute Nacht.«

Martin verdiente sehr viel Geld, aber in meinen Augen war er nicht reich. Er war noch viel mehr alleine als ich. Ich fand es traurig, dass er in so jungen Jahren in einem so runtergewirtschafteten Körper wohnte und die Fitness eines Rentners hatte. Alles für die Karriere, doch seine Gesundheit? Er achtete überhaupt nicht auf sich und stellte erst nach einem Jahrzehnt fest, dass er irgendwie ganz schön zugelegt hatte. Ernährung passierte nebenbei und durfte ihn auf dem Weg weiter nach oben nicht aufhalten. Er gehörte zu den Menschen, für die Essen einfach gar keine Priorität hat. Hauptsache, es war irgendwie lecker, praktisch und schnell. Sich um Essen zu kümmern war Martin eine Last, die ihn nur wertvolle Zeit kostete, in der er den nächsten lukrativen Deal an Land ziehen konnte.

Teufelskreis »auf die Hand«

Martin ist ein extremes Beispiel, und gleichzeitig steht er exemplarisch für Millionen Berufstätige. Denn er manifestierte über Jahre nahezu unbemerkt einen Negativkreislauf in puncto Essen: den Teufelskreis »auf die Hand«. Vielleicht erkennst auch du dich an manchen Stellen wieder. Denn selbst wenn du nicht dein halbes Leben in Hotels verbringst, hast du im Alltag bestimmt häufig das Gefühl, von Terminen und Verpflichtungen getrieben zu sein. Du kennst bestimmt den Gedanken, dass die Zeit rennt, dass du den ganzen Tag Dinge erledigst, eine lange To-do-Liste abarbeitest und doch irgendwie zu nichts kommst. Essensaufnahme ist stundenlang gar kein Thema, weil dein täglicher Wahnsinn dich zu sehr ablenkt. Wenn dann der Hunger kommt, muss es schnell gehen.

Damit bist du nicht allein, und im Grunde genommen ist das nur eine logische Konsequenz aus unserem Lifestyle in der Leistungsgesellschaft 2.0. Höher, schneller, weiter. Irgendwie muss jeder Einzelne immer mehr tun. Das Paradoxe ist: Noch nie haben Menschen so mobil und flexibel gearbeitet wie heute. Noch nie hatten Menschen so viel Freizeit wie heute. Noch nie hatten Menschen so viel technisches Equipment, Apps, Programme, Systeme, die ihre alltäglichen Abläufe und ihre Kommunikation erleichtern und beschleunigen, Wege verkürzen sollen; und es gab noch nie so viel Automation. Und trotzdem hat niemand Zeit.

Die Zeit, die wir uns durch globales, mobiles und digitales Arbeiten frei räumen, füllen wir mit neuen Terminen, neuen Projekten. Wir sind Experten darin, Zeitlöcher mit neuen Aufgaben zu stopfen, und merken es nicht einmal. Bei ganz banalen Dingen geht es schon los: Wir freuen uns, wenn wir am Bahnhof einen Zug früher erwischt haben, und denken uns: Cool, ich bin schon eine Stunde früher da. Aber was machen wir mit der gewonnenen Zeit? Meistens packen wir wieder etwas rein: Ach, ich könnte noch diese E-Mail schreiben, einen Kunden anrufen, noch dies und das erledigen. Selten nutzen wir gewonnene Zeit für eine Pause, selten gönnen wir uns Ruhe. Wir haben nicht wirklich mehr Zeit, wir tun nur noch mehr in noch kürzeren Intervallen. Und unter diesem Phänomen leidet nicht nur Unternehmensberater Martin, sondern auch der Außendienstler Philipp, Fitnesstrainer Max, Bankkauffrau Jutta, die alleinerziehende Mama Petra und Ernährungsexpertin Sarah.

Ich schätze, die meisten von uns schreien nicht *Juhu*, wenn der Wecker um 6 Uhr klingelt und ein Mammuttag vor uns liegt. Und schon gar nicht haben wir Lust, noch früher aufzustehen, um uns etwas zu essen zu machen, geschweige denn in Ruhe zu frühstücken. Ich weiß doch selbst, wie es ist, und daher weiß ich auch, dass du trotzdem einiges ändern kannst.

Martins Wecker klingelte irgendwann zwischen 5 und 7 Uhr morgens, je nach Terminlage. Er wusste, dass er einen 10- bis 12-Stunden-Tag vor sich hatte, also drückte er häufig die Schlummertaste. Dann drehte er sich noch mal 20 Minuten um und verließ das Haus auf den letzten Drücker. Am Flughafen oder Bahnhof holte er sich sein Frühstück to go: Eine Streuselschnecke, alternativ ein belegtes Weißmehlbrötchen, klassisch mit Käse oder Schinken und daumendick Butter und Remoulade beschmiert. Wenn man sich das mal so vor Augen führt, klingt es fast eklig, doch das ist Standard. 2016 haben sich hierzulande über eine Milliarde Menschen etwas beim Bäcker auf die Hand geholt. Hinsichtlich der Besucherzahlen am Morgen und Vormittag haben Bäcker Fast-Food-Ketten längst eingeholt.

Als Nächstes ging es für Martin zu einer bekannten Kaffeekette, wo er sich einen Latte Macchiato bestellte, Größe Venti, mit drei Tüten Zucker – bis zu drei Mal am Tag. Die nächsten Stunden verbrachte er in dicht getakteten Kundengesprächen und Meetings; Pausen machte er so gut wie nie. Entweder vergaß er zu essen, verdrängte das Hungergefühl, oder es gab nur einen Snack im Aufzug, zum Beispiel ein Snickers. Kleine Mahlzeit, schnelle Energie, großes Geschmackserlebnis. Das Mittagessen verbrachte Martin oft mit Geschäftskollegen. Die ausgewählten Restaurants waren zwar hochpreisig, aber auch ein Burger für 34 Euro macht die Sache nicht besser. Fielen Meetings auf den Nachmittag, gab es auch mal Patisserie im Foyer. Abends nach 20 Uhr machte Martin Feierabend. Total kaputt vom langen Tag bezog er sein Hotel, entspannte vor dem Fernseher und killte die Minibar. Bierchen, Chips, noch ein Snickers. War er auf dem Weg nach Hause, fuhr er von der Autobahn runter zu McDrive oder erledigte das Abendbrot an der

Tankstelle. Und falls du dich das gerade fragst: Ja, Martin schrieb mir auch mal eine Nachricht, in der er fragte, worauf er denn bei der Wahl eines Sandwiches an der Tankstelle achten müsse. Also setzte ich mich auch mit dem Sortiment seiner Tankstelle auseinander und ließ mir die Nährwerte übermitteln. Die brachten natürlich keine Überraschungen mit sich.

Es ist schwer, den Teufelskreis »auf die Hand« zu durchbrechen. Wir sind Gewohnheitstiere, und Veränderungen strengen uns an. Das hat übrigens evolutionsbiologische Gründe. In der Steinzeit, als es ums nackte Überleben ging, war es wichtig, reflexartig, also automatisch und schnell, richtig zu handeln. Wenn das Mammut angreift, bleibt keine Zeit für eine Pro/Kontra-Liste und Diskussion. Handeln und überleben, oder zögern und sterben. Ganz einfach.

Auch heute sind wir im Alltag besser dran, wenn wir Dinge auf Autopilot tun. Stell dir mal vor, du müsstest beim Autofahren jedes Mal aufs Neue überlegen und nachschauen, wo der erste Gang ist. Wie kompliziert und langsam wäre dein Leben, wenn du nicht automatisch beim Gehen den rechten Fuß vor den linken setzen oder Messer und Gabel nicht richtig halten könntest?

Erfolgreiche Menschen wie Facebook-Erfinder Mark Zuckerberg und früher Apple-Gründer Steve Jobs tragen bekanntlich jeden Tag das modellgleiche T-Shirt in derselben Farbe. Sie eliminieren eine unwichtige Entscheidung, um sich auf die wirklich wichtigen Dinge konzentrieren zu können. Sie bringen also in die Kleiderwahl einen Automatismus rein, um sich mit Nebensächlichkeiten wie der Farbe des Oberteils nicht mehr beschäftigen zu müssen.

Versetze dich umgekehrt einmal in eine Situation, die neu für dich ist, die das Gegenteil von automatisiert ist. Eine Sprache lernen, das ist unglaublich anstrengend und eine Wahnsinnsleistung für das Gehirn. Auch Autofahren war die ersten Male für dich eine echte Herausforderung, genauso wie die ersten Runden Joggen. Irgendwann werden diese Dinge zur Routine und strengen nicht mehr an. Beim Essen ist das genauso. Routinen vereinfachen dir auch hier das Leben immens. Immer zur gleichen Zeit Mittagessen, immer morgens das Lieblingsbrötchen beim Lieblingsbäcker. Gleiche Abläufe sind angenehm und strukturieren unseren Alltag. Wir müssen weniger denken und verbrauchen damit weniger Energie.

Das Problem ist nur, dass wir uns im Bereich Ernährung gerne besonders schlechte Abläufe angewöhnen. Solche, die uns nicht voranbringen, die uns – im Gegenteil – schaden.

In dem Moment, wo wir uns unserer Gewohnheiten bewusst werden und dann anders handeln wollen, rebelliert der innere Schweinehund. Tatsächlich meldet sich unser Gehirn und teilt uns mit: Komm, lass, das ist anstrengend, das nervt, nein, ich will nicht, das ist doof. Unsere negativen Glaubenssätze erschweren uns die Situation noch mehr: Ich kann das nicht, ich nehme eh nicht ab, ich habe es schon so oft versucht, bei mir ist das eben so, das ist zu gesund, das schmeckt nicht, was ich nicht kenne, esse ich nicht ... wir hatten das bereits.

Das Resultat ist, dass wir uns im Kopf völlig falsch, nämlich kontraproduktiv programmieren. Hinzu kommt eine Fehlprogrammierung auf körperlicher Ebene, und beides in Kombination ist der Startschuss für ein ungesundes, energieraubendes Leben. Volkskrankheiten wie Adipositas, Diabetes und Bluthochdruck sind überwiegend hausgemacht.

Es beginnt mit dem zuckrigen Frühstück. Bei Unternehmensberater Martin war es das Teilchen vom Bäcker, das Weißmehlbrötchen und natürlich der Latte Macchiato mit dem Extra-Zucker aus der Tüte, obwohl er schon reichlich Milchzucker enthält.

Was passiert da eigentlich genau mit der Energie im Körper?

Ganz einfach: Mit dieser Wahl für ein Frühstück gerät dein Blutzuckerspiegel massiv in Wallungen, also er steigt rapide an. Es hat viele Kalorien, doch der Energieschub wirkt nur kurz, auch weil keine Ballaststoffe enthalten sind. Der Einfachzucker wird besonders schnell verdaut, liefert aber keine brauchbaren Nährstoffe. Hinzu kommt, dass künstliche Zusätze wie Geschmacksverstärker und Aromen unseren Appetit steigern. Wir werden durch Junkfood und Fertigessen komplett überstimuliert. Zum einen schon während des Essens, so dass wir schwer wieder aufhören können, aber auch danach, wenn der Blutzuckerspiegel nach dem Peek rasch wieder abfällt. Es dauert nicht lange, vielleicht zwei oder drei Stunden, da haben wir wieder Hunger und Appetit, und zwar auf genau das, was wir schon getankt haben:

Zucker. Das Spiel beginnt von vorn. Snack, Schokoriegel, Keks, vielleicht ein Brötchen oder ein Erdbeerjoghurt, der nächste Kaffee mit Zucker, der nächste Schokoriegel.

So hangeln wir uns bis zum Mittagessen, mit dem wir uns dann gerne erschlagen. Kennst du das Gefühl, nach dem Mittagessen schlagartig müde zu werden? Finde den Fehler! Denn eigentlich sollte dir die Mahlzeit Energie geben statt nehmen. Ein Kollege vom Rundfunk sprach immer vom Schnitzelkoma nach der Kantine.

Manchmal fällt das Mittagessen aus Zeitmangel auch ganz aus, umso geballter kommt die Ladung Essen am Abend. Viele Menschen, gerade Workaholics, neigen dazu, abends ordentlich reinzuhauen. Besonders zwei Faktoren begünstigen das: Zum einen war das Essen tagsüber schon eine Katastrophe und hat dem Körper schlichtweg nicht das gegeben, was er wirklich gebraucht hätte, zum Beispiel Vitamine und Ballaststoffe. Er schreit also immer noch nach mehr. Zum anderen sind wir abends nach der Arbeit oft so kaputt, dass wir nicht die Kraft und Muße haben, in Ruhe etwas einzukaufen, zu kochen, manchmal nicht mal mehr, um ein Brot zu schmieren. Wir holen uns erneut etwas unterwegs auf die Schnelle, fahren rechts ran, bestellen etwas oder schieben eine Tiefkühlpizza rein.

Nahezu alle meine Klienten haben mir erzählt, dass sie abends einfach keine Power mehr haben. Woher aber, frage ich sie dann, sollen sie auch Kraft und Energie haben, wenn sie den ganzen Tag nur Schrott essen?

Nein, es ist nicht nur die Tatsache, dass wir lange und intensiv arbeiten und zu wenig Zeit haben. Es ist vielmehr die Tatsache, dass wir dabei den falschen Sprit tanken, der unseren Motor kaputt macht und dafür sorgt, dass unsere Energiekurve steil nach unten geht. Und irgendwann hilft es auch nicht mehr, an die nächste Zapfsäule zu fahren. Eines Tages müssen wir in die Werkstatt, weil einfach nichts mehr geht. Wer nicht handelt, wird behandelt, irgendwann vom Arzt.

Dieser Teufelskreis macht uns nicht nur in vielen Fällen dick und irgendwann krank, er macht uns auch jeden Tag aufs Neue müde und bremst uns total aus. Er macht genau das, was wir nicht wollen! Denn wir wollen ja Energie haben – für unseren Job, für unsere Familie, für unsere Hobbys, jeden einzelnen Tag, jede Woche, jedes Jahr und unser ganzes Leben hindurch, das hoffentlich lang und gesund ist. Das ist Lebensqualität. Dinge tun zu können, die wir lieben, und das mit 100 Prozent Präsenz und Hingabe. Doch dafür müssen wir der To-go-Falle entkommen.

Der Power-Kreislauf – mehr Energie im Joballtag

Vielleicht hast du jetzt ein schlechtes Gewissen und denkst: Du hast mich erwischt, kenne ich. Und vielleicht denkst du auch: Na super, da kaufe ich ein Buch mit dem Titel *No time to eat*, das mir Lösungen im Alltag verspricht, und dann bekomme ich nur eine Ansage.

Stopp!

Klar läuft hier einiges falsch, aber mein Anliegen ist nicht, dir zu sagen: arbeite weniger, nimm dir einfach mehr Zeit.

Nein, ich möchte dich dort abholen, wo du stehst, und dir zeigen, dass du auch, ohne dein Leben auf den Kopf zu stellen, ohne den Job zu wechseln, ohne massiven Zeitaufwand so viel mehr aus deiner Ernährung und damit für deine Gesundheit rausholen kannst. Mit simplen Entscheidungen im Alltag.

Unternehmensberater Martin arbeitet auch heute noch wie ein Wahnsinniger. Nie habe ich zu ihm gesagt: Hey, du arbeitest zu viel, mach mal langsam. Ich bin ja Ernährungscoach und kein Psychologe. Aber: Martin hat, um ein paar Kilo abzunehmen und mehr Power zu haben, nur ein paar Dinge anders gemacht. Er hat andere Entscheidungen im Alltag getroffen, andere Entscheidungen am Hotelbuffet, andere Entscheidungen am Bahnhof und Flughafen, andere Entscheidungen an der Tankstelle und ja, auch andere Entscheidungen bei McDonald's.

In Wahrheit ist gesunde Ernährung nämlich ziemlich einfach, wenn du ein paar Grundlagen beachtest, die du in diesem Buch kennenlernst. So kannst du auch im Nacht- oder Schichtdienst, auch an 12-Stunden-Tagen, auch im Außendienst deine Ernährung stark verbessern und damit deine Lebensqualität.

Martin begann irgendwann seinen Tag mit einem Frühstück, das ihn lange satt hielt. Am Hotelbuffet wählte er

Eier, oder ein Vollkornbrot und dazu Gemüse. Wenn er wenig Zeit hatte, nahm er etwas davon mit und aß es unterwegs. Er suchte am Flughafen keinen Bäcker mehr auf, sondern einen Fresh-Food-Stand und kaufte Obst. Wenn es doch mal ein Brötchen wurde, wählte er wenigstens einen besseren Belag: Putenbrust statt Salami, Eier statt Käse. Im Latte Macchiato reduzierte er den Zucker schrittweise, stellte in der Übergangsphase auf Süßstoff um. Er hatte immer gesunde Snacks in der Tasche, so dass sich trotz dichter Taktung kein Hungerloch auftat und er weniger verführt war, die Kekse in Meetings zu naschen. Durch die Vitamine, Mineralstoffe und Spurenelemente aus natürlichen Lebensmitteln konnte sich Martin besser konzentrieren. Er war nach den Hauptmahlzeiten, bei denen er schlechte Fette aus der Fritteuse und Knusperpanaden wegließ, nicht mehr erschlagen, sondern regelrecht beflügelt. Auch nach 20 Uhr hatte er genug Energie, um mehrmals in der Woche eine kleine Sporteinheit einzulegen, wenigstens ein Mini-Work-out im Hotelzimmer. Das Junkfood in der Minibar interessierte ihn immer weniger, da er zum einen noch gut gesättigt und zum anderen nicht mehr so müde war. Damit hatte er auch keinen Drang mehr nach schnellen Glücksgefühlen durch Essen.

Im zweiten Teil des Buches erfährst du, worauf es bei einer gesunden Ernährung wirklich ankommt, und warum du dich mit den vielen Diäten und Ernährungstrends, die kursieren, nicht ernsthaft befassen musst, um ein gutes und gesundes Leben zu führen. Das Kuriose ist nämlich, dass alle Ernährungsansätze, und seien sie noch so unterschiedlich, eine wichtige Sache gemeinsam haben. Und sie ist der Schlüssel.

Im dritten Teil schließlich transformieren wir das Wissen in Handlung. Erinnere dich: Alles steht und fällt mit dem Tun. Deshalb gibt es einen Fahrplan für dich. Einen 10-Punkte-Plan, der dir hilft, Schritt für Schritt gesunde Ernährung und damit mehr Energie auch in deinen vollgepackten, stressigen Alltag zu integrieren.

TEIL II

Die Ernährungsbasics –
was wirklich wichtig ist

Ernährung ist in den letzten Jahren anstrengend geworden. Obwohl ich als Ernährungscoach damit jeden Tag zu tun habe, geht mir das Thema oft richtig auf die Nerven.

Eine Sache ganz besonders: dass Essen immer mehr zur Religion mutiert. Sag mir, was du isst, ich sag dir, wer du bist. Ich begrüße natürlich, dass in unserer Gesellschaft ein neues Ernährungs-Bewusstsein entsteht. Vielen Deutschen ist nicht mehr egal, was auf ihrem Teller landet, und immer mehr Menschen setzen auf Qualität. Das ist großartig, und die Regale mit Bioprodukten werden länger.

Doch was mich ärgert, ist, dass an jeder Ecke Trainer, Coaches und Gurus daherkommen, die behaupten, den einen Weg gefunden zu haben. Den goldenen Weg, der für jeden passt, ohne Wenn und Aber. Es ist fast schon Fanatismus, und Hardliner gibt es in jedem Bereich. Einige Veganer verurteilen jeden, der Fleisch isst. In ihren Augen gibt es keine alternative Lösung für Verdauungs- oder Hautprobleme.

In anderen Kreisen das gleiche Verhalten. Kennst du Paleo? Paleo kommt von Paläolithikum – in dieser Szene orientiert man sich am Essen der Steinzeitvorfahren. Gegessen wird alles, was unsere Vorfahren schon zur

Verfügung hatten: Gemüse, Beeren, Nüsse und Fleisch. Man wusste ein gut gegrilltes Stück Mammut zu schätzen. Tofu und Brot jedoch passen nicht ins System. Überhaupt ist Brot in der Paleo-Szene so was wie der Endgegner. Weil Brot den Darm verklebt und sowieso nicht gut verdaulich ist – angeblich.

Auch ich stehe Weizen kritisch gegenüber, aber ich finde, wir sollten die Kirche im Dorf lassen, oder den Toast im Toaster … Statistisch gesehen leidet nur ein Prozent der deutschen Bevölkerung unter einer Glutenintoleranz. Ein Prozent! Trotzdem steht auf gefühlt jeder zweiten Verpackung der Hinweis »glutenfrei«. Ich habe diesen Aufdruck schon auf Wurstwaren und sogar Marshmallows gefunden. Das ist einer von mehreren Trendbegriffen, die sich extrem gut vermarkten lassen. Doch was ist nun gut und was schlecht?

Vegan, Detox, Low Carb – is(s) doch egal!

Die Wahrheit ist: Ernährung ist auch widersprüchlich. Sei dir im Klaren darüber, dass es unterschiedliche Systeme gibt, die in sich geschlossen funktionieren. Bestes Beispiel ist die Low-Carb-Diät, ein Dauerbrenner, bei dem nur sehr wenige Kohlenhydrate gegessen werden dürfen. Diese Diät hat, wie jede andere auch, ihr Für und Wider. Viele Menschen nehmen mit der Low-Carb-Diät erfolgreich ab. Das ist logisch, denn wer gerne und häufig Nudeln, Brot und Süßigkeiten isst, Lebensmittel mit einer hohen Energiedichte, und diese plötzlich weglässt, spart einiges an Kalorien ein und nimmt ab. Trotzdem würde ich nicht jedem so eine Diät empfehlen. Denn wer gerne und viel Nudeln, Brot und Süßigkeiten isst, wird sich extrem schwer damit tun, auf diese Dinge dauerhaft und fast komplett zu verzichten. Der Rückfall ist hier genauso programmiert wie chronisch schlechte Laune.

Ein guter Ernährungscoach stülpt niemals ein strenges Konzept über, sondern findet den besten individuellen Weg für seine Klienten. Viele Menschen leben deutlich besser mit einer High-Carb-Diät und erzielen damit die besten Ergebnisse. Wie du schon am Wortkonstrukt ahnst, macht High Carb genau das Gegenteil von Low Carb und setzt auf gute, langkettige Kohlenhydrate, spart dafür aber sehr viel Fett ein. Obst, Gemüse, Vollkornprodukte und Reis gehören auf den Tisch, weniger jedoch Butter, Öle und fetter Fisch. Auch das ist ein Weg, der zum Ziel führt, da Fett noch mehr Kalorien hat als Kohlenhydrate. Und wer abnehmen will, muss irgendwo sparen.

Gesunde Ernährung ist zum Hype geworden – mit verhärteten Fronten. Und das, obwohl allein schon der Begriff »gesund« alles und nichts bedeuten kann. Meine Definition davon wirst du später noch kennenlernen.

In Wirklichkeit gibt es gute Argumente gegen und gute Argumente für Kohlenhydrate. Argumente für und gegen Fleisch. Für und gegen Brot. Sogar für und gegen

Süßigkeiten. Denn das Leben soll ja auch Spaß machen! Und Süßigkeiten und jede andere Essenssünde für immer zu streichen macht definitiv keinen Spaß und für die meisten auch keinen Sinn. Zucker an sich ist nichts Schlechtes. Glukose ist der Treibstoff für den Körper; er stellt sie selbst her. 200 g Glukose verbraucht ein Erwachsener täglich im Ruhezustand, die meiste Energie davon (75 %) benötigt unser Gehirn. Umgerechnet etwa 14 Esslöffel Zucker.[1] Ein Zuviel macht uns aber müde, antriebslos und krank. Wie sagte schon der große Philosoph und Arzt Paracelsus: »Ob ein Medikament heilt, ob es tötet oder ob es wirkungslos ist, hängt von der Dosierung ab.« Bei Lebensmitteln ist das genauso. Wir können uns sogar umbringen, wenn wir zu viel Wasser trinken. Dabei ist Wasser die Quelle allen Lebens.

Und letztlich ist Ernährung auch Typsache. Wir brauchen nicht darüber zu streiten, ob Fleisch aus der Massentierhaltung Schrott ist. Natürlich ist es das! Ich muss aus der Fleischdiskussion aber kein Dogma machen und mit dem Finger auf Leute zeigen, die es wagen, sich ein Steak zu bestellen. Ich als Ernährungscoach sehe mich als Wegweiser. Ich nutze mein Wissen, um zu sensibilisieren und das individuelle Optimum zu erarbeiten. Im Idealfall kommen meine Klienten durch meine Hilfe selbst darauf, was für sie am besten funktioniert.

Am Ende entscheidet über deinen Erfolg ein vermeintlich nebensächliches Detail, über das kaum einer spricht: die Umsetzbarkeit im Alltag. Nicht jedes Konzept lässt sich 1:1 in die Tagesstruktur eines Außendienstlers integrieren, in die einer Krankenschwester im Schichtdienst oder eines Unternehmers, der um die Welt fliegt. Was bringt dir der beste Trainingsplan, wenn du nicht trainieren gehst? Was bringt dir das beste Rezept, wenn du das Essen nicht kochst?

Die gute Nachricht ist: Du hast jede Menge tolle Optionen. Denn es gibt eine gemeinsame, gesunde Basis, die alle Diäten eint, und »Diät« bedeutet nicht »abnehmen«. Der Begriff stammt vom griechischen *díaita* und beschreibt eine bestimmte Art und Weise, sich zu ernähren. Es gibt auch Aufbaudiäten, mit denen man zunimmt. Welche Diät, fragst du dich nun, ist aber die gesündeste?

Hier nun meine Definition von gesunder Ernährung: Ich gebe meinem Körper alle Nährstoffe, die er braucht, in der richtigen Dosierung und meide gleichzeitig alle Zusätze und Substanzen, die er nicht braucht oder die ihm sogar schaden. WIE, das ist erst mal zweitrangig. Ich kann Eiweiß aus Fleisch beziehen, aber auch aus Linsen. Das Allerwichtigste ist erst mal, überhaupt genügend Eiweiß zuzuführen, wobei es auch da natürlich Feinheiten und Qualitätsunterschiede gibt.

Oder nehmen wir das Beispiel Vitamin C: Vitamin C gibt es in Orangen genauso wie in roter Paprika. Beides sind tolle Lebensmittel. Das Entscheidende ist, dem Körper überhaupt genügend Vitamin C zu geben. Umgekehrt sollten wir Dinge, die sich im Alltag eher nachteilig auswirken, so wie Einfachzucker, in geringer Dosierung zuführen. Einfachzucker kommt in Süßigkeiten genauso vor wie in Weißbrot. Es ist nicht dramatisch, diese Dinge mal zu essen. Aber es gilt, die Bilanz darüber im Auge zu behalten. Und ob ich nun den Schokoriegel streiche oder das Weißbrot, ist fast schon egal. Denn es geht ja darum, Einfachzucker grundlegend zu reduzieren.

Alles, was zu einseitig ist und zu streng, geht nach hinten los. Das sind zwei Dinge, die ich auf meiner eigenen Ernährungsreise gelernt habe. Von Diäten, die ganze Lebensmittelgruppen eliminieren, die einen »100 Prozent und sonst nichts«-Ansatz haben, halte ich überhaupt nichts. Was soll das? Noch nie ist jemand übergewichtig oder krank geworden, weil er ein Stück Kuchen gegessen hat. Genauso hat noch keiner abgenommen oder ist genesen, weil er einen Salat gegessen hat. Ich habe mal eine Frau kennengelernt, die sich ausschließlich von Rohkost ernährt hat. Wegen der vielen Vitamine. Mal abgesehen davon, dass man manche Vitamine durchaus überdosieren kann, hatte die Dame einen erheblichen Eiweiß- und Fettmangel und konnte nicht mehr normal aufs Klo gehen. Ich lasse das mal einfach so stehen.

Dein Ziel sollte es sein, dich an eine gesunde Basis zu halten und diese so zu verinnerlichen, dass du sie zu 80 Prozent leben kannst, und das einfach und automatisiert. Die restlichen 20 Prozent sind Geburtstage, Partys, Kino … also mal Kuchen, Alkohol, Popcorn und Co genießen. Ich möchte dir die gesunde Basis erläutern und dir zeigen, wie sie auch locker in deinen vollgepackten Alltag passt.

Welche Basis nun haben alle Diäten gemeinsam? Was eint die Konzepte Vegan, Paleo, Low Carb, High Carb,

Detox, Brigitte-Diät, Säure-Basen-Kur, intermittierendes Fasten und Smoothie-Diät?

Die Antwort lautet: Clean Eating – naturbelassen zu essen.

Jede Diät vermittelt dir: Iss natürliche Dinge! Iss Lebensmittel, die möglichst unverarbeitet, also gar keine oder nur wenige industrielle Prozesse durchlaufen haben!

Keine Diät empfiehlt dir, eine Soße aus dem Glas zu kaufen, die fertige Nudelpfanne auf die Hand oder das Sandwich von der Tankstelle. Ob mit oder ohne Fleisch, ob mit oder ohne Kohlenhydrate – die Kernbotschaft lautet immer: so naturbelassen wie möglich und so wenig verarbeitet wie möglich. So einfach, so wirksam. Und das ist auch meiner Ansicht nach das Allerbeste, was du machen kannst. Es ist ein ganz simples Prinzip, das dich ans Ziel bringen wird. Ich erläutere es dir gleich noch im Detail.

Es gibt noch etwas, das alle Diäten gemeinsam haben. Nämlich den Versuch, die optimale Energiebilanz herzustellen. Das heißt, sie versuchen deine Kalorienbilanz zu kontrollieren.

Keine gesunde Ernährung ohne sinnvolle Kalorienbilanz! Es geht nicht ohne. Es geht ohne Kalorienzählen, ja. Aber deine Energiebilanz, also das Verhältnis von dem, was du an Energie aufnimmst, und dem, was du verbrennst, spielt IMMER eine entscheidende Rolle.

Die meisten, die zu mir ins Coaching kommen, möchten abnehmen. Jedoch nicht alle. Ich erinnere mich an einen 18-jährigen Abiturienten, der sehr schmal gebaut war und sich mehr Muskeln wünschte. Ich habe auch schon Klienten betreut, die weder zu- noch abnehmen wollten, die aber unfassbar energie- und antriebslos waren, weil sie sich falsch ernährten. Für alle ist gleichermaßen wichtig, dass die Kalorienbilanz am Ende des Tages stimmt. Wer abnehmen will, muss ein Kaloriendefizit bilden, wer zunehmen will, einen Kalorienüberschuss, und wer sein Gewicht nicht verändern will, muss seinen Bedarf exakt decken.

Einmal Kalorien zählen! Oder doch nicht?

Dein Kalorienbedarf ist abhängig von deinem Ziel. Auf welche Weise du diesen Bedarf deckst, ist zweitrangig, wenn es um Zu- oder Abnehmen geht. Nicht Kohlenhydrate, nicht Fleisch oder Fett entscheiden darüber, sondern einzig und allein deine Energiebilanz. Egal was du isst und tust – abnehmen wirst du nur dann, wenn du weniger Kalorien aufnimmst, als du verbrennst. Diesen Vorgang schauen wir uns jetzt mal genauer an.

Kilokalorien sind eine Maßeinheit von Energie; umgangssprachlich sagen wir einfach Kalorien. Ein Lebensmittel mit vielen Kalorien liefert dir also viel Energie. Nehmen wir als Beispiel ein Snickers. Der 50-g-Schokoriegel hat knapp 250 kcal. Eine Mohrrübe dagegen hat auf 50 g nur 20 kcal. Das Snickers gibt dir also mehr Energie als die Mohrrübe, es hat eine größere Energiedichte. Du müsstest 12,5 Mohrrüben essen, um auf den gleichen Energiegehalt des einen Snickers zu kommen. Ein beachtlicher Unterschied.

Doch diese Information allein reicht nicht. Die spannende Frage ist, wie viele Kalorien dein Körper überhaupt jeden Tag braucht. Und hier wird es individuell. Manche Menschen benötigen am Tag 1500 Kalorien, andere weit über 3000. Es gibt viele Faktoren, die den Wert beeinflussen, etwa Alter, Geschlecht, Körpergröße, Stoffwechsel, Wärmeabgabe und allen voran der Aktivitätsgrad. Logisch, wenn du dich im Alltag viel bewegst, verbrauchst du viel mehr Energie, als wenn du nur sitzt oder krank im Bett liegst.

Berücksichtige bei der Bewegung aber nicht nur Sport. Viele unterschätzen den Einfluss ihrer Bewegung im Alltag. Wir verbringen unfassbar viel Zeit mit unserer Arbeit. Wenn du einen Schreibtischjob hast, ständig in Konferenzen sitzt und alles mit dem Auto erledigst, verbrennst du natürlich viel weniger, als würdest du auf einer Baustelle arbeiten, kellnern oder jeden Tag mit dem Fahrrad zur Arbeit fahren.

Ich betone das deswegen, damit du den Sport nicht überbewertest. Wenn du einer überwiegend sitzenden Tätigkeit nachgehst und deine Freizeit bevorzugt auf der Couch oder im Kinosessel verbringst, wirst du deine Kalorienbilanz mit 3 × 30 Minuten joggen in der Woche nicht allzu stark beeinflussen. Wobei natürlich jede Bewegung besser ist als keine Bewegung! Nur stelle ich immer wieder fest, dass Menschen überschätzen, wie viel Energie sie beim Sport verbrennen, und unterschätzen, wie viele Kalorien sie durch bestimmte Lebensmittel aufnehmen. Gerne belohnen sie sich nach einer kleinen, 20-minütigen Joggingrunde mit einem Stück Kuchen und wundern sich, warum sie trotzdem nicht abnehmen. Weißt du übrigens, woran man einem Menschen sofort ansieht, dass er im wahrsten Sinne des Wortes zu viel Energie hat? Er zappelt die ganze Zeit rum, tippelt unbewusst mit den Füßen oder Händen. Diese Person hat tatsächlich gerade einen Energieüberschuss.

Zu- oder Abnehmen ist am Ende eine einfache Rechenaufgabe. Zwar gibt es Faktoren, die wir nicht beeinflussen können (zum Beispiel, wie viel Energie unser Körper aufbringt, um unsere Temperatur zu regulieren), aber das Wichtigste haben wir in der Hand: Die Energiezufuhr durch das Essen und den Energieverbrauch in Form von Bewegung.

> Merke: Ob du an Gewicht zu- oder abnimmst, hängt allein von der Kalorienbilanz ab. Wenn du mehr Energie zu dir nimmst, als du verbrennst, nimmst du zu. Wenn du weniger Energie aufnimmst, als du verbrennst, nimmst du ab.

Das Kalorienspiel funktioniert wie ein Bankkonto. Stell dir vor, du hast 2000 Euro auf dem Konto. Wenn du sie abhebst, kommst du bei plus/minus null raus. Hebst du aber zu viel ab, sagen wir 2300 Euro, dann bist du im Dispo. Dabei spielt es keine Rolle, wofür du das Geld ausgibst, denn zu viel ist zu viel. Ob du das Geld einem Kinderheim spendest oder im Kasino verzockst – deiner Bank ist das egal, du hast einfach zu viel abgebucht.

Genauso ist es mit deinem Energiehaushalt. Mal angenommen, dein Energiebedarf beträgt jeden Tag 2000 kcal. Dann entsprechen diese 2000 kcal exakt deiner alltäglichen, durchschnittlichen Lebensführung; Sport, Arbeit, Schlaf und Freizeit werden berücksichtigt. Wenn du nun jeden Tag exakt 2000 kcal isst, verändert sich nichts, du wirst weder dicker noch dünner. Isst du aber jeden Tag 2300 kcal, ohne dich mehr zu bewegen, wirst du den Überschuss zwangsläufig speichern und damit zulegen. Und noch mal, das ist wichtig: Es ist egal, ob der Überschuss aus einem Snickers kommt oder 12,5 Mohrrüben, die zu viel waren. Zu viel ist zu viel.

Nun ist es aber so, dass du mit energiedichten Lebensmitteln, wie Junkfood und Süßigkeiten, dein Soll sehr schnell übersteigst, und das, ohne deinem Körper die Nährstoffe zuzuführen, die er eigentlich haben will. Außerdem wird durch solche Lebensmittel dein Appetit stark angeregt. Du kannst nur schwer mit dem Essen aufhören und willst nach kürzester Zeit erneut essen. So bist du schon früh am Tag in einem energetischen Ungleichgewicht. Und ganz unabhängig von deiner Figur und ästhetischen Fragen brauchst du für deinen Alltag lang anhaltende Energie. Du willst nicht um 17 Uhr schon so erledigt sein, dass du abends nur noch todmüde auf der Couch zusammensackst. Falsch gewählte Lebensmittel machen aber genau das mit dir. Sie bremsen dich total aus.

Lass dir nicht von irgendwelchen Zeitschriften, Werbeanzeigen oder Gurus einreden, bestimmte Lebensmittel würden deine Fettverbrennung ankurbeln oder du würdest abnehmen, wenn du bestimmte Lebensmittel oder gar Lebensmittelgruppen komplett streichst.

Noch mal: Nicht das Snickers macht dick, nicht die bösen Kohlenhydrate machen dick, sondern überschüssige Energie macht dick. Deshalb versucht jede Diät der Welt, deine Kalorienzufuhr in einem vorher definierten Bereich zu halten. Die Rechenaufgabe ist immer gleich, nur die Methode unterscheidet sich. Und deshalb ist es auch egal, welchen Weg du wählst. Entscheidend ist, dass du dich tendenziell clean ernährst. Denn so wirst du fast von allein deine Kalorienbilanz einhalten.

Wenn mich Klienten oder Podcasthörer fragen, was ich von der neuen, trendigen Diät XY halte, dann sage ich gerne, dass ich auch eine Diät erfunden und mir habe patentieren lassen: die Döner-Diät. Ich bin sicher, sie wäre ein Kassenschlager, wenn ich sie auf den Markt brächte. Denn ein Döner komplett mit Soße hat im Schnitt 800 kcal. Wenn du jeden Tag nur diesen einen Döner isst und sonst nichts, nimmst du ab wie ein Weltmeister, versprochen! Denn du brauchst am Tag auf jeden Fall deutlich mehr als 800 kcal, bist also in einem enormen Defizit. Unglaublich, was die Döner-Diät bewirkt und wie lecker sie ist! Da ich sie allerdings für sehr einseitig halte, du deinen Körper in einen Makro- und Mikronährstoffmangel bringst und die Döner-Diät auf Dauer nicht so viel Spaß macht, weil wir selbst unser Lieblingsessen nicht jeden Tag essen möchten, habe ich mich doch dagegen entschieden, sie publik zu machen.

Also, mach dich nicht verrückt. Viele Wege führen nach Rom. In diesem Buch zeige ich dir den einfachsten mit der gleichzeitig größtmöglichen Flexibilität, um deine Energiezufuhr auf einem guten, normalen Niveau zu halten. Und mit normal meine ich, dass du, egal ob du zu dünn oder dick bist, dich automatisch auf ein normales Maß einpendeln wirst – UND du wirst deutlich mehr Energie haben, und das alles ohne zeitlichen Mehraufwand. Dafür gibt es den 10-Punkte-Plan.

Es gibt keine Lebensmittel, Drinks, Pulver und auch keine Cremes, die Fett wegzaubern und Muskeln ankleben können. Wenn das so wäre, hätten nicht so viele Menschen Gewichtsprobleme. Leider aber gibt es einen riesigen Markt für vermeintliche Wunderkuren und Wunderpillen, die alle nach dem Quick-Fix-Prinzip funktionieren: Klar möchten wir alle die besten und schnellsten Ergebnisse erzielen, und zwar mit dem geringsten Aufwand. Bikini-Figur und Sixpack auf Knopfdruck. Denn wir sind Gewohnheitstiere und mögen unsere Komfortzone nicht verlassen. Veränderung bedeutet immer auch Schmerz und Anstrengung, zumindest in der Übergangszeit. Mit unseren Sehnsüchten und Bequemlichkeiten werden in der Gesundheits- und Fitnessbranche Milliarden gemacht, aber selten dauerhafte Lösungen geschaffen. Wenn du eine Lösung für dein Problem willst und nicht den 185. Versuch, dann lies weiter.

Wie viele Kalorien brauchst du?

Ganz kurz, es gibt mehrere Methoden, mit denen du deine persönliche Kalorienbilanz bestimmen kannst. Die besten Ergebnisse wirst du mithilfe eines Ernährungsberaters bekommen, der anhand sehr genauer Parameter und mithilfe komplexer, wissenschaftlicher Formeln einen sehr realistischen Wert berechnen kann. Der Vollständigkeit halber möchte ich dir die gängigsten Methoden kurz vorstellen, mit denen du auch selbst deinen Bedarf ermitteln kannst.

Am schnellsten geht es, wenn du im Internet nach »Kalorienrechner« suchst, dort ein paar Daten von dir einträgst und auf Enter drückst. Das Problem ist, dass diese Rechner sehr ungenau sind. Du wirst auf drei verschiedenen Seiten drei verschiedene Ergebnisse ausgespuckt bekommen. Grundsätzlich sind die Ergebnisse am genauesten, die die meisten Parameter berücksichtigt haben. Den Kalorienverbrauch beispielsweise nur anhand von Körpergröße und Gewicht zu bestimmen ist unseriös. Solltest du einen Kalorienrechner verwenden, nimm einen, der möglichst viel von dir wissen will: wie viel du schläfst, also regenerierst, wie viele Stunden Sport du machst oder wie viel du dich im Joballtag bewegst.

Eine andere Möglichkeit ist, dass du dir einen Kalorientracker umschnallst.

Es gibt inzwischen recht aussagekräftige Modelle auf dem Markt. Meiner Meinung nach sind sie aber vor allem ein teures Spielzeug. Wenn dich so ein Hightech-

Gerät motiviert, an deinem Ziel zu arbeiten, nur zu! Du brauchst es aber definitiv nicht.

Sehr gute Ergebnisse bekommst du, wenn du deine Ernährung eine Zeit lang akribisch dokumentierst. Das ist leider sehr aufwendig, denn du musst wochenlang alles, was du isst, aufschreiben. Und ich meine wirklich alles. Es zählt jeder Schuss Milch im Kaffee, der Keks zwischendurch und das Öl in der Pfanne. Am einfachsten gehst du mithilfe einer App vor, wie beispielsweise Lifesum, MyFitnesspal, oder FDDB. Die haben Zehntausende Lebensmittel in ihrer Datenbank, und du kannst gekaufte Produkte einscannen. Ich finde diese Apps sehr praktisch, da sie dir auch eine Übersicht darüber geben, wie viel Fett, Zucker usw. du zu dir genommen hast, und auch, wie viele und welche Vitamine.

Funktionieren tut das aber nur, wenn du wirklich genau bist, und das sind die wenigsten. Denn du musst viele Lebensmittel genau abwiegen, egal ob Reis, Fleisch oder Quark. Spätestens wenn du dir eine Gemüsepfanne mit 20 verschiedenen Zutaten machst, wird es dich nerven. Und wenn du auswärts in einem Restaurant isst, kannst du Mengen und Zutaten nur schätzen und kommst spätestens hier an deine Grenzen. Und glaube mir, du wirst im Restaurant immer danebenliegen. Im Endeffekt weißt du dort nie, was du in welcher Menge auf dem Teller hast.

Die einfachste und unkomplizierteste Art und Weise, wie du dein Gewicht im Blick behältst, ist ein Blick in den Spiegel. Du brauchst weder einen Kalorientracker noch eine App, um festzustellen, dass deine Hose zu eng geworden ist. Dieses Maß sollte dir im Alltag genügen, es sei denn, du bist Wettkampfsportler.

Eins liegt mir in dem Zusammenhang noch auf dem Herzen: Hör auf dich zu wiegen!

Ich mache mit Klienten immer wieder die Erfahrung, dass die Waage sie in den Wahnsinn treibt und das Ergebnis nicht selten darüber entscheidet, ob sie mit guter oder schlechter Laune in den Tag starten. Warum sich so kasteien? Denkst du wirklich, dass 200 g mehr oder weniger ernsthaft einen Unterschied machen?

Viele Menschen wollen einfach die Kontrolle behalten. Beim Wiegen ist aber genau das tückisch. Denn das Gewicht schwankt permanent und ist nicht so aussagekräftig, wie wir meinen. Insbesondere bei Frauen gibt es hormonell bedingt regelmäßige Gewichtsschwankungen. Häufig wiegen Frauen kurz vor ihrer Periode ein Kilo mehr. Das ist ganz normal!

Wenn die Waage ein Kilo weniger anzeigt, bedeutet das außerdem nicht automatisch, dass du nur Fett verloren hast. Dafür müsstest du rechnerisch 7000 kcal einsparen. Gerade stark übergewichtige Menschen verlieren in einer Diät häufig schnell viel Gewicht, wovon aber auch Wasser einen großen Teil ausmacht.

Nächster Punkt ist das Krafttraining. Wenn du Muskulatur aufbaust, was ich dir definitiv empfehle, wirst du irgendwann mehr wiegen, weil Muskeln schwerer sind als Fett.

Ein Bodybuilder wiegt oftmals über 100 Kilo, hat aber kaum Fett am Körper. Ich wiege jetzt genauso viel wie vor acht Jahren, sehe aber viel sportlicher aus, weil ich Fett gegen Muskeln getauscht habe.

Entscheidend für deine Form und auch Energie ist also nicht eine Zahl auf der Waage, sondern dein Körperfettanteil. Den herauszufinden ist anspruchsvoll. Wenn du es genau wissen willst, lass ihn von einem Arzt oder einem erfahrenen Ernährungscoach/oder -trainer mithilfe einer Körperfettzange bestimmen.

Die Fettwaagen, die in vielen Haushalten stehen, sind sehr ungenau. Sie schicken letztlich nur kleine Stromstöße durch deinen Körper und messen den Widerstand. Fett leitet nicht so gut wie Wasser. Ein muskulöser Mensch mit wenig Fett hat viel Wasser im Körper, da Muskeln zu 70 Prozent aus Wasser bestehen. Die Waage misst in dem Fall einen geringen Widerstand und sagt dir: wenig Fett. Wenn du viel Fett hast, aber wenige Muskeln, ist es umgekehrt.

Nun wird der Wert aber schon beeinflusst, wenn du kurz vor dem Wiegen ein großes Glas Wasser trinkst. Damit verringerst du den Widerstand, und die Waage zeigt einen niedrigeren Körperfettanteil an. Genauso verfälscht sind die Ergebnisse, wenn du zum Beispiel in der Nacht oder vorher beim Sport viel geschwitzt und Flüssigkeit verloren hast.

Die Werte einer Waage sind also nur eine Orientierung. Wenn du dich unbedingt wiegen willst, tue dies unter möglichst identischen Bedingungen. Meine Empfehlung: einmal pro Woche, nackt, morgens nach dem ersten Toilettengang. Sich täglich auf die Waage zu stellen bringt gar nichts.

Fokussiere dich nicht auf die unwichtigen Dinge. Du musst dein Körpergewicht streng genommen überhaupt nicht kennen.

Warum du einmal im Leben Kalorien gezählt haben solltest

Jetzt überrascht es dich vielleicht, dass ich dir trotzdem dazu rate, einmal die Erfahrung zu machen, deine Kalorien genau zu tracken, am besten mithilfe einer App. Der Hintergrund ist ganz einfach: Menschen, die sich noch nie mit Ernährung befasst haben, die essen, was ihnen gerade in den Sinn kommt, haben normalerweise keine Ahnung davon, wie gehaltvoll Lebensmittel sind und wie sie sich in etwa zusammensetzen. Ich finde es wichtig, ein Grundgespür für Nahrungsmittel zu entwickeln und eine Vorstellung davon zu bekommen, wie fettig oder zuckrig sie sind. Wusstest du, dass eine Salami fünfmal so fettig ist wie Putenaufschnitt? Dass Reiswaffeln alles andere als leichte Kost sind und durch die einfachen Kohlenhydrate deinen Appetit steigern? Manche Menschen unterschätzen auch Getränke. Eine Tasse Cappuccino, ein Glas Cola und eine Apfelschorle ergeben zusammen schon 300 kcal (den Gehalt eines halben Mittagessens) und decken bereits den Tagesbedarf an Zucker (maximal 60 g). Dabei »trinkt sich das so weg«.

Die Ernährung wenigstens für ein oder zwei Wochen akribisch zu dokumentieren, kann ein Augenöffner sein! Jeder seriöse Ernährungsberater wird auch von dir verlangen, ein Ernährungstagebuch über mindestens fünf Tage zu führen. Dabei geht es nicht darum, dich zu ärgern oder sinnlos zu beschäftigen. Ich weiß, du hast *no time to eat* und *no time for Tagebuch*, aber dir ehrlich deine eigenen Essgewohnheiten bewusst zu machen, ist das Beste, was du tun kannst, wenn du beabsichtigst, deine Ernährung dauerhaft zu verbessern. Du wirst nicht nur schwarz auf weiß sehen, wo deine Baustellen sind, sondern auch unbewusste Verhaltensmuster aufdecken. Ich bekomme von Klienten immer wieder das Feedback: »Sarah, allein schon durch das Notieren ist mir einiges über mein Essverhalten klar geworden.« Wer sich einmal intensiv mit dem Thema auseinandergesetzt hat, wird das Bewusstsein darüber nie mehr ablegen.

Warum du damit wieder aufhören solltest

Der Weg zu einer dauerhaft gesunden Ernährung ist nicht, alles aufzuschreiben und jedes Salatblatt abzuwiegen. Dein Ziel sollte es sein, ein Gefühl dafür zu entwickeln, was dir und deinem Körper wirklich guttut und was nicht. Welche Lebensmittel dir Power geben und welche dich ausbremsen, auch wenn sie dich für einen kurzen Moment befriedigen.

Kalorienzählen und zu strenge Ernährungspläne erzeugen extrem viel Druck, vor allem über längere Zeit. Es kann dich wahnsinnig machen und irgendwann deinen Alltag kontrollieren. Aber die ein oder zwei Wochen, in denen du mal Kalorien zählst, reichen, um ein Bewusstsein für die gängigen, von dir favorisierten Nahrungsmittel zu bekommen. Du wirst schnell feststellen: »Ganz schön viel Fett, was ich da jeden Tag esse.« Oder: »Kommt ja doch ganz schön viel Cola am Tag zusammen.« »Ich hätte nicht gedacht, dass der Latte Macchiato so viele Kalorien hat.« Oder: »Mir fällt auf, dass ich sehr wenig Gemüse esse.« Das sind wertvolle Erkenntnisse, mit denen du im Anschluss gut arbeiten kannst.

Solltest du wie ich ein sehr ehrgeiziger und zielstrebiger, vielleicht sogar perfektionistischer Mensch sein, sei bitte vorsichtig mit dem Kalorienzählen! Als ich im Diätenwahn gefangen war und nur nach strikten Plänen aß, war die Küchenwaage mein Lebensmittelpunkt. Kein Urlaub ohne Waage.

An meinem mentalen Tiefpunkt nahm ich die Küchenwaage einmal mit in eins meiner Lieblingsrestaurants. Ich aß dort regelmäßig einen Salat mit Kartoffelecken und Fetakäse. Ich war Profi darin, sehr genau zu schätzen, wie viel Gramm Tomaten vor mir lagen und wie viel Salat. Nur der Fetakäse machte mich verrückt. Denn Fetakäse aß ich zu Hause selten, und ich konnte einfach nicht sicher sein, wie viel Gramm Feta ich auf dem Salat hatte. Ich wollte kein Risiko eingehen, da ich wusste, dass Fetakäse viele Kalorien hat. Es kam der Tag, an dem ich ernsthaft die Waage in die Handtasche packte. Heimlich, so dass es niemand sah, holte ich sie unterm Tisch hervor und legte einen Fetawürfel darauf, multiplizierte den Wert dann mit der Anzahl der Würfel im Salat. Zu deiner Beruhigung: Ich war mir der Essstörung bewusst und begab mich kurz darauf in Behandlung.

Ich möchte dir keinesfalls unterstellen, dass du dich irgendwann genauso verhältst, nur weil du Ernährungspläne hast oder dein Essen aufschreibst.

Auch ich habe manchmal noch eitle Phasen, in denen ich für ein paar Wochen meine Kalorien zähle, um in eine bessere Form zu kommen. Allerdings ist es kein Dauerzustand mehr. Ausnahmen wie Geburtstage stressen mich nicht, und die Waage bleibt auch zu Hause.

Ich möchte dir nur folgenden Gedanken mitgeben: Je länger wir nach strengen und starren Systemen essen, umso mehr verlieren wir das Vertrauen in unser Körpergefühl.

Ich kriege immer wieder Nachrichten von Frauen, die sagen, sie trauen sich nicht mehr ohne Kalorien-App zu essen, weil sie Angst haben, die Kontrolle zu verlieren und wieder zuzunehmen.

Es ist sehr schwer, diese Gewohnheit wieder abzulegen, weil sie schnell zur Sucht wird, auch weil sie so gut funktioniert. Das Schöne beim Essen ist jedoch, dass der Körper uns eigentlich sehr genau sagt, was gut für uns ist und was nicht, und auch in welcher Menge. Wir haben nur verlernt, auf ihn zu hören, stattdessen befolgen wir irgendwelche 10-Wochen-Programme oder neue Diäten und machen Pläne, die uns vorschreiben, wie wir zu essen haben, wie viel und wann. Unabhängig davon, ob wir Hunger haben oder nicht. Unabhängig davon, ob der Körper gerade Kohlenhydrate möchte oder nicht. Unabhängig davon, ob wir um die Uhrzeit überhaupt essen möchten.

Unsere To-go-Mentalität verzerrt das Bild weiter. Denn

je stärker unsere Lebensmittel verarbeitet und mit Aromen und Geschmacksverstärkern versetzt werden, desto komplexer und unnatürlicher wird das Endprodukt und desto mehr wird unser Körper überstimuliert und unsere Wahrnehmung verfälscht. Wir fixieren uns auf Dinge, die schlecht für uns sind und die wir gar nicht brauchen. Doch woher sollen wir überhaupt wissen, was unser echtes Bedürfnis ist? Wir kennen nicht mal mehr den natürlichen Geschmack. Ich habe einmal Lachs im Ofen zubereitet und meinem Stiefvater serviert. Der Lachs war ungewürzt und schmeckte ihm nicht. Doch nicht nur das: Er dachte, der Lachs sei schlecht! »Das schmeckt irgendwie komisch«, sagte er, dabei war das einfach der unverfälschte, natürliche Geschmack von Fisch.

Jede Diät wird irgendwann scheitern

Jede Diät, die aufs Abnehmen zielt, hat einen Anfangs- und einen Endpunkt. »In zwei Wochen einen flachen Bauch« oder »In 10 Wochen zur Topform« – das sind die Werbeversprechen. Und weißt du was? Meistens funktioniert das sogar. Aber eben nur für eine gewisse Zeit. Danach stehen wir meistens wieder da, wo wir angefangen haben, oder wiegen sogar noch mehr als davor: Der berühmte Jo-Jo-Effekt. Wir scheitern und sind irgendwann wieder so frustriert, dass wir erneut eine Diät beginnen mit dem klaren Ziel: Diesmal ziehe ich es durch. Doch das Spiel wird sich wiederholen.

Ich habe auch mal ein bekanntes 10-Wochen-Programm aus dem Internet gemacht. Mein Ziel war es, im Strandurlaub endlich einen flachen Bauch präsentieren zu können. Damals machte ich einmal im Jahr eine Fitnessreise in die Türkei. Es war eine Art große Klassenfahrt, das alljährliche Highlight für rund 200 Freizeitsportler aus ganz Deutschland. Es war DIE Möglichkeit, seinen Körper und seine Ergebnisse zur Schau zu stellen, denn diese Klientel wusste einen durchtrainierten Body zu schätzen. Ich stellte mir vor, was die anderen sagen würden, wenn ich mit meinem Sixpack und acht Kilo weniger dort landete. Anerkennung und die Bewunderung von anderen waren mir damals extrem wichtig.

Als Perfektionistin und Macherin entwickelte ich eine eiserne Disziplin. Das Programm verlangte von mir fünf bis sechs anstrengende Fitnesseinheiten pro Woche, und alle zwei Wochen bekam ich einen neuen Ernährungsplan. Woche für Woche wurde das Programm straffer und unangenehmer. Unterm Strich handelte es sich, wie bei vielen solcher Programme, um eine Low-Carb-Diät, in der man sich irgendwann nur noch von Eiweiß in Form von Fisch oder Fleisch und Shakes sowie Gemüse ernährt. An sich ist das nicht verkehrt (außer für Veganer). Das Problem ist jedoch die drastische Reduzierung der Kalorien bei gleichzeitig steigender Belastung durch das Training. Wie viele Kalorien ich in dieser Zeit aufnahm, errechnete ich mir selbst. Das Programm sagte nur: »eine Handvoll das, zwei Hände voll das«. Mit circa 1200 Kalorien am Tag lag ich sogar unter meinem Grundbedarf, also dem, was der Körper in absoluter Ruhe benötigt, um trotzdem normal zu funktionieren.

Je mehr Kalorien gestrichen werden, desto schneller nehmen wir ab. Und genau das wollen wir: den schnellen, sichtbaren Erfolg. Und weil es uns nie schnell genug gehen kann, wählen wir gerne den radikalen Weg. Doch die starke Unterversorgung führt zwangsläufig irgendwann dazu, dass der Körper sich wehrt und wir zum Beispiel Heißhungerattacken bekommen, mal ganz abgesehen von schlechter Laune und dem permanenten Gefühl, dass alles keinen Spaß mehr macht.

Es ist nicht schlimm, wenn der Körper mal einen oder mehrere Tage zu wenig Nahrung bekommt. Das war früher in der Steinzeit auch so, als es noch keine vollen Kühlschränke gab. Kurze Fastenzeiten können nützlich sein. Ich esse zum Beispiel häufig erst mittags. Eine wochen- oder gar monatelange Mangelversorgung jedoch hat fatale Folgen:

Da der Körper nichts bekommt, geht er von einer Hungersnot aus und versucht zu überleben, indem er sämtliche Funktionen auf Sparflamme stellt. Er tut alles, um mit möglichst wenig Energie auszukommen, da er ja nicht viel hat. Wir werden entsprechend müde, schwach, unkonzentriert, leicht reizbar, verlieren irgendwann die Lust auf Sex, bei manchen Frauen stellt sich auch die Periode ein, wenn sie zu dünn werden. Gleichzeitig dreht sich im Kopf alles ums Essen. Vor allem um alles, was wir glauben nicht essen zu dürfen. Geburtstage und Feiern werden zum Problem. Wir sind frustriert, weil wir nicht teilhaben, wenn alle Pizza bestellen.

Doch selbst wenn wir das aushalten, gewöhnt sich der Körper irgendwann an das niedrige Energielevel, was dazu führt, dass unsere Diät stagniert. Um dann noch weiter abzunehmen, müssen wir noch weniger essen. Das wird immer schwerer und immer unrealistischer. Irgendwann ist der Körper so unterversorgt, Stoffwechsel und Energielevel dermaßen im Keller, dass wir sofort spürbar zunehmen, wenn wir wieder normal essen. Denn das Normale ist für einen heruntergewirtschafteten Körper dann zu viel. Ein echter Teufelskreis und für nicht wenige Menschen der Beginn einer Essstörung.

Ich wurde von meiner Essstörung total überrascht. Ich präsentierte nach wochen-, eigentlich monatelanger Diät meinen Prachtkörper. Endlich zeichnete sich ein Sixpack ab. Ich bekam auch das, was ich am meisten wollte: Lob und Anerkennung. In ruhigen Momenten war ich aber total unglücklich und einsam. Die hübschen, sportlichen Jungs fanden mich attraktiv und wollten gerne eine Nacht mit mir verbringen, aber ich wünschte mir eigentlich Geborgenheit und einen Partner, der mich liebt und im Arm hält.

Und dann kam dieser eine Abend am Buffet. Ich ertappte mich dabei, wie ich einfach nicht mehr aufhören konnte zu essen. Ernsthaft, ich konnte einfach nicht mehr aufhören! Es war wie ein Zwang. Da wir im Fitnesscamp alle viel Sport machten, gönnten wir uns auch ordentliche Portionen und auch mal ungesunde Sachen wie Pommes. Aber es reichte mir nicht. Ich wollte immer mehr, obwohl ich total voll war. Ich dachte, wenn ich jetzt noch mal zum Buffet gehe, fällt es den anderen auf.

Als meine Freunde zu später Stunde auf ihre Zimmer gingen, schlich ich mich noch mal alleine zum Kuchenbuffet und aß die Stücke direkt dort, ohne mich an den Tisch zu setzen. Warum? Weil ich wusste, ich gehe eh gleich wieder hin.

Das Fatale an Allinclusive-Hotelanlagen ist, dass wir dort rund um die Uhr Essen bekommen. Mitten in der Nacht ging es für mich weiter zum Mitternachtssnack für die Gäste, die mit dem letzten Flieger ankamen. Ich war mehr als gesättigt, mir war absolut schlecht, und der Mitternachtssnack bestand aus viel zu weichen Nudeln mit billiger Tomatensoße. Aber ich aß zwanghaft weiter. Ich hatte auch die Tage darauf Probleme, zwei Stunden ohne Essen auszukommen. Ich konnte Gesprächen nicht mehr folgen, weil ich nur ans Essen dachte. Ich überspielte meine Zwänge mit Coolness und gab mich besonders locker. Ein anderer Urlauber sagte zu mir: »Finde ich toll, dass du als Frau auch mal richtig isst. Du kannst es dir ja auch leisten«, und ich erzählte irgendeine Story darüber, dass es im Leben um Balance geht und Diäten scheiße sind.

Im Laufe des Urlaubs lag ich einmal auf dem Fußboden meines Hotelbadezimmers. Ich lag da auf den kalten Fliesen, weil ich so viel gegessen hatte, dass ich nicht mehr aufrecht sitzen konnte. Ein Bild des Elends. Ich versuchte mir einen Finger in den Hals zu stecken, aber konnte mich nicht überwinden. Um die Situation wieder auszugleichen, nahm ich mir vor, am nächsten

Tag einfach gar nichts zu essen. Das Pingpongspiel begann von vorn.

Natürlich endet nicht jeder bei solchen Extremen. Aber eine extreme Diät oder ein zu straffer Plan ziehen häufig auch extremes Verhalten nach sich, wie in diesem Fall Fressorgien, die gerne verharmlost werden. »Ich mache heute Cheat Day«, heißt es dann, also einen »Schummel-Tag«, an dem man seine Ernährungsregeln bricht und sich alles gönnt, was man will. Bekannte Fitness-You-Tuber filmen sich den ganzen Tag bei ihren Fressorgien, propagieren diese als gesunden Ausgleich zur Bodybuilding-Diät und lassen die Videos von Hunderttausenden Abonnenten feiern. Natürlich verkaufen sie in diesem Kontext ihre eigenen Abnehm-Programme und machen damit richtig Kasse. Ihre Klienten jedoch werden mit dem Scherbenhaufen alleine gelassen. Gezeigt werden nur die Ergebnisse von denjenigen, die es knallhart durchziehen. Die große Mehrheit, die daran scheitert, wird aus dem Netz gelöscht. Es geht bei solchen Modellen nicht um eine dauerhaft umsetzbare Lösung, sondern immer nur um den schnellen, kurzweiligen Effekt und für den Anbieter um den größtmöglichen Profit.

Ich persönlich habe mit Cheat Days schlechte Erfahrungen gemacht, da sie meine Essstörung eher befeuert haben. Wenn ich mit Klienten darüber spreche, dass sie sich natürlich ab und zu etwas gönnen sollen, warne ich sie davor, dies von einem bestimmten Wochentag abhängig zu machen. Wer sich sagt: »Heute ist Sonntag, deshalb darf ich alles«, der übertreibt es dann gerne, weil er den Tag richtig ausnutzen und alles rausholen und sich gebührend für die gute Ernährungsdisziplin unter der Woche belohnen will.

Kurzum: Wenn du Balance suchst, wenn du dauerhaft dein Wohlfühlgewicht halten willst, wenn du mehr Energie haben willst, dann lass die Finger von Diäten aller Art. Ich habe etwas viel Besseres für dich. Ein einfaches, flexibles System, mit dem du dein Essen zeitsparend vor- und zubereiten kannst, so dass du quasi von allein im optimalen Kalorienbereich bleibst.

Clean Eating – besser als jede Diät

Ich behaupte, dass jeder automatisch ein normales Gewicht erreicht, wenn er sich hauptsächlich clean ernährt. Egal ob er zu viel oder zu wenig wiegt. Ausgenommen sind Menschen, die bestimmte Krankheiten haben oder bestimmte Medikamente nehmen.

Cleane Lebensmittel sind das Gegenteil von stark industriell verarbeiteten Lebensmitteln. Im Idealfall wurden sie gar nicht industriell angerührt, höchstens eingepackt und transportiert.

Natürliche Produkte sind zum Beispiel Obst, Gemüse, Reis oder Kartoffeln. Sie kommen so, wie wir sie einkaufen, auch in der Natur vor. Ein fertiger Kartoffelsalat aus dem Kühlregal hingegen ist alles andere als clean. Denn hier wurden Kartoffeln mit allerhand anderen Zutaten zusammengemanscht: Mayonnaise, Geschmacksverstärker, Verdickungsmittel, Aromen, Extra-Zucker und weitere Dinge, die der Körper nicht braucht.

Neben dem fertigen Kartoffelsalat gibt es eine ganze Reihe weiterer Beispiele für sehr unnatürliche, nicht cleane Produkte: Tiefkühlpizza, sämtliche Fertiggerichte, Soßen aus dem Glas, Dressings, Süßigkeiten oder Pommes. Drehe mal zum Spaß die Verpackung deiner Lieblingssüßigkeit um und zähle die Zutaten. Häufig kommst du auf mindestens 15.

Zugegeben, dass der Schokoriegel nicht am Baum hängt, wusstest du vorher auch schon. Bei vielen Produkten ist uns aber nicht sofort klar, wie stark verarbeitet sie sind.

Ein gutes Beispiel dafür sind Joghurts. Ein Erdbeerjoghurt hat absolut nichts mit natürlichen Erdbeeren zu tun. Es handelt sich um ein künstliches Produkt, eine Süßigkeit, um genau zu sein. Dem Joghurt werden jede Menge Zucker, Geschmacksverstärker, Emulgatoren für die cremige Konsistenz und weitere Chemie zugesetzt, die vor allem der Haltbarkeit dienen.

Oder nimm Fleischwaren. Eine Wurst ist etwas völlig anderes als ein Steak. Das Steak ist viel natürlicher. Es wurde quasi aus dem Tier rausgeschnitten. Eine Salami aber besteht aus minderwertigen Fleischresten, die zusammen mit allerhand Zusätzen und sogar Zucker durch den Wolf gedreht wurden. Und du wirst kaum eine Wurstpackung finden, auf der nicht das Wort »Dextrose« steht, eine Form von Zucker. Zwar ist der Zuckeranteil in

Fleischwaren sehr, sehr niedrig, aber frei davon sind sie eben nur, wenn sie als Stückfleisch auf dem Teller liegen.

Je stärker Fleisch verarbeitet wurde, desto fettiger ist es in der Regel auch, wie die folgenden Beispiele zeigen. Die Mortadella ist etwa zehnmal fettiger als Kassler. Du siehst hier übrigens auch, dass Fleischersatzprodukte, wie eine vegane Wurst, nicht besser sind. Vegan ist nicht automatisch gesünder. Gesünder ist, was möglichst unverarbeitet ist.

Fleischwaren im Vergleich		
Je 100 g ...	Kalorien	Fett
Puten- / Hähnchenbrust	107	1–3
Rindersteak	111	3
Kassler	119	3
Schweinekotelett	133	5
Vegane Wurst	201	13
Boulette	256	20
Salami	262	23
Wiener Würstchen	286	23
Mortadella	300	30
Rostbratwurst	350	32

Je stärker ein Produkt verarbeitet wurde, desto mehr Zusätze sind enthalten, die dein Körper nicht braucht und ihm eher schaden.

Wenn du dir angewöhnst, so clean wie möglich zu essen, umgehst du ganz von selbst viele Hindernisse, die dich von einer gesunden Ernährung, von einem hohen Energielevel und einer schönen Figur abhalten. Denn die Natur kennt keinen Industriezucker, nur natürliche Fruktose im Obst. Die Natur kennt auch keine Geschmacksverstärker, keine E-Stoffe und Konservierungsstoffe. In der Natur gibt es auch nichts Frittiertes oder Paniertes.

je stärker Lebensmittel verarbeitet sind, desto mehr versteckte Zucker, Fette und Co. enthalten sie und desto kalorienreicher sind sie. Das wiederum bedeutet, dass du deinen Kalorienbedarf mit diesem Essen sehr schnell übersteigst. Mit einer einzigen Mahlzeit Schrott kannst du schon locker die Hälfte bis den kompletten Tagesbedarf an Energie decken. Isst du jedoch clean, sparst du die unnötigen Zusätze und kannst viel mehr essen, ohne dick zu werden. Du bleibst länger satt, und dein Energielevel bleibt hoch.

Clean Food hat in vielen Fällen eine hohe Nährstoff- und gleichzeitig geringe Kaloriendichte. Vitamine und Nährstoffe halten dich gesund und widerstandsfähig. Gemüse eignet sich besonders gut; ich sage immer: Gemüse ist King. Nehmen wir Brokkoli. Brokkoli ist mein heimliches Superfood. Klingt nicht so sexy, hat aber eine Menge drauf. 100 g Brokkoli haben nur 26 kcal, enthalten fast kein Fett, wenig Kohlenhydrate, wenig Eiweiß, dafür viele Ballaststoffe und folgende Mikronährstoffe: Vitamin A, C, E, fast alle B-Vitamine, Eisen, Natrium, Kalium, Eisen, Zink und noch viel mehr.

Bei verarbeiteten Lebensmitteln sieht es ganz anders aus. Und es geht nicht einmal um die klassischen Sünden wie Burger und Eiscreme. Nehmen wir Weißbrot als Beispiel, das für viele Menschen eine Frühstücksgrundlage oder eine Standardbeilage zum Mittagessen ist. Es hat auf 100 g rund 230 kcal, null Ballaststoffe und nahezu null Vitamine und null Mineralstoffe. Man spricht deswegen auch von »leeren Kalorien«. In Weißbrot ist absolut nichts drin, was deinen Körper sinnvoll nährt, dennoch schlägt es mit vielen Kalorien zu Buche. Höchstens Sportlern oder sehr untergewichtigen Menschen würde ich dieses Essen situativ empfehlen. Doch selbst wenn du dünn bist und zunehmen möchtest, isst du besser nahrhafte Lebensmittel, die hochkalorisch sind, wie Nüsse, Trockenobst oder reichhaltige Shakes.

Du kannst dich nicht überessen

Wir kennen alle Situationen, in denen wir mehr essen, als wir sollten. Einfach, weil es so lecker schmeckt. Überleg mal, wann hast du das letzte Mal zu viel gefuttert? War es an Weihnachten? Oder an der Kuchentafel? Das berühmte »Ach, ein Stück geht noch«? War es die Schokolade vor dem Fernseher? Die Tafel, die plötzlich weg war, obwohl du eigentlich nur eine kleine Ecke essen wolltest?

Vielleicht ist dir schon mal aufgefallen, dass du dich nur an Junkfood und Süßigkeiten überisst, also eben an jenen Lebensmitteln, die am stärksten industriell verarbeitet sind. Oder hast du etwa schon mal vor einem Berg Bohnen oder Tomaten gesessen und konntest einfach nicht mehr aufhören? Vermutlich nicht. Es ist kaum möglich, sich an natürlichen Lebensmitteln zu überfressen, da du hier ein gesundes, natürliches Hunger- und Sättigungsgefühl entwickelst. Damit ist Clean Eating ganz klar die beste Diät, die ich kenne, denn auch ohne Kalorienzählen ist es eher unwahrscheinlich, dass du zu viel isst. Aber warum eigentlich?

Alles, was von der Natur kommt, ist gut

Die Natur ist eine Topmanagerin. Du würdest sie sofort einstellen, um deine Firma perfekt zu organisieren. Alles, was in der Natur vorkommt, hat einen Sinn. Jedes Tier, jeder Grashalm, alles da draußen hat eine Funktion in diesem riesigen, komplexen Kreislauf Erde. Das schließt all die in der Natur vorkommenden Nahrungsmittel mit ein.

Wenn du dich naturbelassen ernährst, versorgst du deinen Körper mit allen Makro- und Mikronährstoffen, die er haben will, und lässt den ganzen zusätzlichen Quatsch weg, der dort nichts zu suchen hat. Stell dir deinen Körper wie einen Fahrzeugmotor vor, der den richtigen Sprit braucht, um sauber und problemlos zu funktionieren. Tankst du das Falsche, geht der Motor kaputt. Wenn du dein Fahrzeug nicht pflegst, wirst du wahrscheinlich häufiger Dinge reparieren müssen. Und wenn du es nicht putzt, sieht es auch schnell verbraucht aus.

Versorgst du deinen Körper also mit den falschen Substanzen, wirst du über kurz oder lang müde, schwach oder krank. Und du gerätst aus der Form und wirst träge. Isst du aber natürlich und versorgst deinen Körper richtig, arbeitest du quasi für ihn, tust ihm etwas Gutes und bleibst in Balance. Wenn dein Körper so genährt wird, wie es seiner Natur entspricht, dankt er es dir mit einem wohligen Sättigungsgefühl, einem gesunden Gewicht, einer funktionierenden Verdauung und einer schönen Haut. Gesunde Ernährung ist genauso wie Zähneputzen Körperhygiene. Hygiene von innen. Viele Menschen lachen, wenn ich gesunde Ernährung als Hygiene bezeichne. Aber was soll es sonst sein? Ich wiederum bin wirklich schockiert darüber, wie viele Menschen sich immer noch durch schlechte Essgewohnheiten derart herunterwirtschaften.

An dieser Stelle auch ein Satz zur Genetik. Denn »schlechte Gene« gehört auch zu den häufigen Ausreden. Die Genetik macht nur etwa ein bis zwei Prozent aus, wenn es darum geht, zu- oder abzunehmen. Niemand muss übergewichtig sein, wenn er gesund ist! Was allerdings stimmt, ist, dass die genetische Veranlagung darüber entscheidet, wo sich die sogenannten Problemzonen ansiedeln. Bei manchen kommt das Fett beispielsweise zuerst am Bauch, bei anderen am Po. Darauf haben wir keinen Einfluss. Du kannst leider auch nicht trainieren, um in bestimmten Körperregionen schmaler zu werden. Du musst für einen flachen Bauch keine Crunches machen. Es gibt diesen Spruch »*Abs are made in the kitchen*«, zu Deutsch: Bauchmuskeln werden in der

Küche gemacht. Und das stimmt. Anatomisch gesehen hat jeder Mensch ein Sixpack, nur bei den wenigsten sieht man es, wegen der Fettschicht darüber. Damit sich die Bauchmuskeln abzeichnen, ist es unabdingbar, einen insgesamt sehr niedrigen Körperfettanteil zu haben. Ich ließ mich früher von einem meiner absoluten Fitnessvorbilder persönlich coachen: Fitzroy Gaynes aus London, einem Mann, der auch noch mit 60 dicke Arme und ein Sixpack hat. Der öffnete mir damals die Augen, als er sagte: »Sarah, wo nehmen Menschen zuerst ab? Wo sieht man es häufig zuerst?«

»Hm ... im Gesicht.«

»Genau. Aber hast du mal jemanden gesehen, der seine Gesichtsmuskeln trainiert hat, um dort abzunehmen? – (Pause) – Siehst du, ich auch nicht.«

Die Suchtformel im Fertigessen

Es gibt viele Gründe, warum es bei Süßigkeiten und Chips häufig nicht bei einer Handvoll bleibt, du also schwer wieder aufhören kannst. Oder warum du beim Bäcker immer wieder zum Teilchen greifst. Drei interessante Ursachen möchte ich dir kurz vorstellen. Sie machen noch mal deutlich, wie sehr du von cleaner Ernährung profitierst.

Halte dir vor Augen, dass du dann wirklich satt und befriedigt bist, wenn dein Körper alles bekommt, was er wirklich haben will. Bei Junkfood ist das nicht der Fall Im Magen landet zwar ein gewisses Volumen an Essen, doch es nützt dem Körper wenig. In deinem Bauch gibt es zweierlei Rezeptoren, die, wenn sie aktiviert werden, dem Gehirn Sättigung signalisieren. Zum einen sind das die Mechano-Rezeptoren im Magen. Sie reagieren mechanisch, wenn sich das Organ ausdehnt. Wenn wir ganz viel Weißbrot und Süßigkeiten essen, füllen wir den Magen, und er dehnt sich aus.

Die Chemo-Rezeptoren jedoch werden nicht aktiviert. Sie sitzen im Darm und in der Leber und reagieren chemisch auf die Qualität der Nährstoffe. Da im Magen nun keine guten Nährstoffe landen, bleibt der Körper unbefriedigt und schreit nach mehr.

Vielleicht kennst du das Gefühl, nachdem du Toastbrot gegessen hast: Du hast nach kürzester Zeit den Eindruck: Ich könnte schon wieder essen. Das ist logisch, da im Toastbrot nichts Verwertbares enthalten ist. Nur wenn beide Rezeptoren anspringen, sind wir wirklich befriedigt. Und genau das passiert, wenn du naturbelassene, also nahrhafte Lebensmittel isst – solche, die die Natur für dich vorgesehen hat. Isst du Dinge der Natur, kannst du also nicht viel falsch machen.

Der zweite Grund, weshalb wir uns an Industrienahrung überfressen, hat mich umgehauen. Seitdem ich ihn kenne, sehe ich Chips und Fritten mit anderen Augen und lasse sie komplett links liegen. Die Lebensmittelindustrie arbeitet nämlich mit einigen Tricks, um unseren Appetit künstlich zu steigern. Der Werbeslogan »einmal gepoppt, nie mehr gestoppt« ist hier durchaus wörtlich zu nehmen. Lebensmitteltechniker der Universität Nürnberg-Erlangen stellten fest, dass das Belohnungszentrum im Gehirn bei einer bestimmten Zusammensetzung von Kohlenhydraten und Fett besonders aktiviert wird. Nämlich bei dem Verhältnis von 55 Prozent Kohlenhydraten, also Zucker, und 35 Prozent Fett. Und rate mal, in welchen Produkten wir so ziemlich genau diese Zusammensetzung finden? Richtig, in Chips, Kuchen, Keksen, Pommes oder Eiscreme. Unser Gehirn fährt Achterbahn, wenn wir das essen, wir werden komplett überstimuliert. In der Natur kommt dieses Verhältnis von Kohlenhydraten und Fett quasi nicht vor. Isst du naturbelassen, umgehst du automatisch diese Teufelsmischung, die unser Gehirn schlichtweg überfordert.

Ein dritter triftiger Grund für Clean Food ist, dass du Heißhungerattacken meidest. Diese entstehen nicht nur durch eine Mangelernährung, sondern auch im Alltag durch zu starke Blutzuckerschwankungen. Das Nutella- oder Marmeladenbrötchen am Morgen ist ein gutes Beispiel dafür. Die vielen einfachen Kohlenhydrate (Einfachzucker) lassen deinen Blutzuckerspiegel rapide ansteigen. Denn einfacher Zucker wird extrem schnell verdaut und verstoffwechselt. Abgesehen davon, dass dieses Essen ohnehin nicht lange satt hält, weil es nur kurz im Magen verweilt, besteht es aus zu viel Zucker auf einmal. Steigt der Blutzuckerspiegel an, wird gleichzeitig das Hormon Insulin ausgeschüttet, was dafür sorgt, dass der Zucker wieder abgebaut wird. Genauso schnell, wie der Spiegel ansteigt, fällt er wieder. Nach ein oder zwei Stunden kriegst du schlagartig Hunger, wirst schlapp oder zittrig. Nun musst du schnell etwas essen!

Erinnere dich an den Negativ-Kreislauf, den ich zu Beginn des Buches beschrieben habe. Die Wahrscheinlichkeit ist groß, dass du wieder zu Snacks mit schneller Energie greifst. Zumindest wirst du immer wieder Appetit darauf haben. Und ganz schnell bist du an einem Punkt angelangt, wo du denkst: »Also ohne Schokolade kann ich einfach nicht.«

All das passiert dir mit Clean Food nicht. Obst beispielsweise enthält zwar auch Zucker, aber der natürliche Fruchtzucker wird insulinunabhängig verstoffwechselt, hat also keine vergleichbaren Auswirkungen auf den Blutzuckerspiegel wie Industriezucker. Außerdem enthält Clean Food viele Ballaststoffe, die dich satt machen. Ein erster Schritt beim Frühstück könnte also sein, das Weißbrot gegen Vollkornbrot zu tauschen, die Marmelade gegen magere Putenbrust oder einen veganen Gemüseaufstrich und dazu viel Gemüse zu knabbern, etwa Gurken oder Tomaten. Auch Haferflocken sind ein Produkt der Natur (im Gegensatz zum Crunchy Müsli), sehr ballaststoffreich und damit eine lang anhaltende Energiequelle.

Auch in Hinblick auf dein Zeitmanagement ist eine naturbelassene Ernährung die perfekte Lösung. Denn wenn du *no time to eat* hast, dann hast du auch keine Zeit, dich alle zwei Stunden erneut auf Nahrungssuche zu begeben oder dich von einem Snack zum nächsten zu hangeln und dabei immer müder zu werden.

Wie schön, einfach und zeitsparend sähe dein Leben aus, würdest du dich nicht so viel mit Essen befassen.

Du wärst trotzdem gesund und schlank. Kein Traum, sondern eigentlich der natürliche Zustand! Nur haben wir uns in der To-go-Gesellschaft unglaublich weit von ihm entfernt.

Woran du Clean Food erkennst

Frage dich beim Einkaufen, beim Essengehen, beim Snacken unterwegs stets: Wie natürlich ist das Produkt, das ich vor mir habe oder bestellen will? Wähle dann weise.

Du wirst in vielen Fällen feststellen, dass es gar nicht so einfach ist, die Mahlzeiten zu klassifizieren, da sie sich fast immer aus mehreren Zutaten zusammensetzen. Für den Alltag aber reicht eine Tendenz. Welche Schulnote würdest du dem Produkt geben? Ich halte alles zwischen 1 (sehr gut) und 3 für akzeptabel. 4 abwärts bedeutet: liegen lassen. An folgenden Punkten erkennst du Clean Food:

 Clean Food kannst du jagen.

Denk an das Steak. Ein Rindvieh, das draußen auf der Weide herumläuft, ist natürlich. Ein Steinzeitmensch hätte sich aus ihm ein Steak gemacht. Er hätte auch einen Lachs mit der Harpune gefangen. Fischstäbchen jedoch oder Bärchenwurst kennt der Steinzeitmensch nicht. Wähle statt der Wurst lieber das Stückfleisch und immer eines, an dem keine Panaden, Krusten oder Soßen dran sind. Das nackte Fischfilet oder die Putenbrust sind Beispiele für cleanes Essen. Dabei sollte dir klar sein, dass Fleisch aus der Massentierhaltung jede Menge Schadstoffe wie Antibiotika enthält, die natürlich auch jenseits von clean sind. Mir geht es hier jedoch um das Grundprinzip. Natürlich ist Fleischessen absolut kein Muss für eine gesunde Ernährung.

Clean Food wächst im Garten.

Der Apfel hängt am Baum. Der Apfelkuchen nicht. Tomaten wachsen draußen an Sträuchern, Tomatensoße aus dem Glas ist dagegen menschengemacht. Entscheide beim Einkaufen auch hier wieder anhand der Schulnoten. Eine gekaufte Tomatensoße aus dem Glas ist nicht so clean wie eine aus frischen Tomaten, wenn sie aber frei von Zusätzen ist und kein Extra-Zucker drin ist, ist sie akzeptabel. Schau hier unbedingt auf die Verpackung! Kleiner Tipp an dieser Stelle für eine leckere, schnelle, cleane sowie kalorienarme Tomatensoße: Nimm eine Dose Pizzatomaten und dazu eine ordentliche Portion Kräuter. Großartig. Aufwand: eine Minute!

Clean Food kannte schon meine Oma.

Nicht, dass meine Oma ein Steinzeitmensch ist. Aber meine Oma kennt keinen Detox Bubble Chai Tea Latte. Meine Oma kennt Kaffee. Industrielle Produkte sind oft auch Trendprodukte mit supercoolen Bezeichnungen. Insbesondere die vielen Innovationen, die angeblich so gesund sind, sind es meistens nicht. Aber dafür umso teurer.

Für Clean Food gibt es keine TV-Werbung.

Hast du schon mal einen Werbespot für eine Gurke gesehen? Oder für Rinderhack? Ich nicht. Für natürliche Produkte gibt es keine Werbung, da es sich um Basislebensmittel handelt. Die Basis ist am besten, aber unspektakulär, manchmal langweilig und damit keinen teuren TV-Spot wert.

 Clean Food hat keine oder eine kurze Zutatenliste.

Das ist ein entscheidender Punkt. Mit einem kurzen Blick auf die Zutatenliste kannst du in Sekunden entscheiden, ob ein Produkt eher clean oder eher industriell verarbeitet ist. Denn überlege: Aus wie vielen Zutaten besteht ein Apfel? Aus wie vielen Zutaten besteht Reis? Richtig. Aus einer. Auch Haferflocken, Nüsse, Mandarinen und Thunfisch bestehen aus lediglich dieser einen Zutat.

Dreh mal ein Snickers um. Es besteht aus 17 Zutaten. Die letzte Tiefkühlpizza, deren Karton ich in der Hand hielt, bestand aus 38 Zutaten. 38! Und die Hälfte der Begriffe verstehen nur Biochemiker. Emulgatoren, Guarkernmehl, modifizierte Stärke, Natriumhydrogencarbonat … hä?! Ja, die Natur ist da wirklich viel einfacher strukturiert. Gott sei Dank.

Je länger eine Zutatenliste ist und je mehr Begriffe draufstehen, die du nicht verstehst, desto schlechter ist das Produkt.

Clean Food im Alltag finden

Um es gleich klarzustellen: Vergiss es, du kannst nicht 100 Prozent clean essen. Das ist unmöglich. Da müsstest du dir schon eine Hütte in den einsamen Wald stellen, dein Fleisch selbst jagen und Beeren sammeln. Doch selbst dann könntest du nicht sicher sein, ob die Beeren tatsächlich unberührt sind oder nicht doch ein Fuchs seine Marke draufgesetzt hat.

Fang nicht an, dich allzu sehr unter Druck zu setzen und eine Wissenschaft daraus zu machen. Versuche stattdessen einfach eine feine Antenne für »ziemlich clean« versus »nicht clean« zu entwickeln. Das reicht. Denk immer wieder an die Frage: »Welche Schulnote würde ich diesem Produkt geben?« Ein erster richtiger Schritt ist, die absoluten Killer zu umgehen und gegen cleanere Alternativen zu tauschen. Absolute Killer sind die schon genannten Beispiele wie Tiefkühlpizza oder Chips und Limonaden – Dinge weit weg von ihrem Urzustand. Darüber hinaus gibt es Lebensmittel, die ich nicht als Killer bezeichnen würde, für die es aber trotzdem bessere Alternativen gibt. Hier ein paar Beispiele:

Nudeln	→	Reis, Kartoffeln
Bratkartoffeln	→	Ofenkartoffeln, Salzkartoffeln
Grillwurst	→	Steak
Salami, Mortadella	→	Kochschinken, Hähnchenbrust
Fruchtjoghurt	→	Naturjoghurt, Quark
Fischstäbchen	→	Fischfilet
Schnitzel	→	Steak

| Dressing | → | Essig, Öl |
| Cracker | → | Nussmischung |

Wie du siehst, hast du immer eine Wahl, ohne ernsthaft eingeschränkt zu sein. Später im Praxisteil bekommst du noch viel mehr Beispiele für gute, nahrhafte Lebensmittel, die du auch unterwegs bekommst. Du erfährst außerdem im Detail, was du im Restaurant bestellen kannst. Im Prinzip kannst du das Modell mit dem Clean Food auch dort anwenden, indem du statt eines Schnitzels mit Panade eben Steak bestellst und statt Pommes zu nehmen nach Kartoffeln oder Reis fragst.

Eine der größten Herausforderungen bei der Nahrungssuche in unseren Breitengraden: Die Lebensmittel sind meist schon ziemlich vermengt und verarbeitet. Es ist dementsprechend nicht ganz einfach, wirklich cleane Produkte zu finden, schon gar nicht unterwegs auf die Schnelle. Denn das, was uns an jeder Ecke to go angeboten wird, ist eben die bequeme Lösung: Es ist schon fertig und damit stark verarbeitet. Es handelt sich um schnelle Energie (Einfachzucker) mit intensivem Geschmack (viel Fett, Geschmacksverstärker) und damit einer hohen Energiedichte (viele Kalorien).

Du ahnst es sicher schon: Je mehr du auswärts isst, je mehr du in Restaurants bestellst, je öfter du dir etwas beim Bäcker kaufst, desto unsauberer wird deine Ernährung, desto unwahrscheinlicher wird es, dass du aus der Nahrung wirklich die Energie und Power ziehst, die du haben willst, desto schwieriger wird es auch, dein Ziel zu erreichen. Es wird gleichzeitig umso wahrscheinlicher, dass du ein »zu viel« von fast allem aufnimmst. Zu viel Zucker, zu viel und falsches Fett, zu viel Chemie, zu viele Zusätze, zu viele Kalorien. Und ein »zu wenig« an Mineralstoffen, Vitaminen und Ballaststoffen.

Optimal wäre also, du würdest dir jeden Tag dein Essen aus frischen Zutaten selbst zubereiten und dir in der Küche richtig Mühe geben. Aber genau hier liegt unser Problem. Dafür haben wir keine Zeit und Muße, zumindest nicht im Alltag. Wir kochen vielleicht am Wochenende gerne oder ab und zu mit Freunden, probieren dafür auch mal ein neues, aufwendigeres Rezept aus, gehen extra auf den Wochenmarkt einkaufen und decken hübsch den Tisch. Aber nach einem 10-Stunden-Tag wollen wir davon nichts wissen und uns entspannen. Zu Recht!

Doch es geht auch schnell, einfach *und* gesund.

Ich möchte dir an dieser Stelle ein Geheimnis über mich verraten: Ich koche überhaupt nicht gerne. Ich würde sogar behaupten, ich hasse es zu kochen. Es ist einfach nicht mein Ding. Ich finde es mühselig und anstrengend, irgendwelche exotischen Gemüsesorten und besonderen Öle besorgen zu müssen. Es nervt mich, wenn ich bestimmte Zutaten nicht im Laden um die Ecke bekomme, wenn ich Gewürze kaufen soll, von denen ich nur eine Prise brauche, und der Rest nur Platz im Küchenschrank wegnimmt. Ich schmecke auch nicht den Unterschied zwischen Wein A und Wein B. Ob mit oder ohne Zwiebeln, ist mir ziemlich egal. Wenn es keine Zitrone gibt, lasse ich sie halt weg. Wenn es keine Banane gibt, nehme ich halt einen Apfel.

Böse Zungen behaupten, ich hätte wenig Ahnung von

Essen. Und das stimmt, ich bin kein Gourmet. Ich kenne nur »schmeckt mir« und »schmeckt nicht, aber passt schon«. Aber ich habe Ahnung davon, was der Körper wirklich zum Funktionieren braucht und wie wir es ihm ohne Hysterie geben können.

Ich finde es toll, wenn Menschen da ganz anders ticken. Wenn sie Kochsendungen im Fernsehen schauen, Kochbücher sammeln und ihre Gewürzsammlung alphabetisch sortieren. Doch ich finde auch, dass ums Essen zu viel Gewese gemacht wird. Ich meine, wir sollten Nahrung mal als das ansehen, was sie ist: Mittel zum Zweck. Nahrungsaufnahme ist ein natürlicher Vorgang, Hunger ein lebensnotwendiger Trieb. Nicht jede Mahlzeit muss ein ausgeklügeltes Sternemenü sein! Die Funktionalität liegt gerade in der Einfachheit des Systems. Und ja, sorry, es muss auch nicht immer sensationell schmecken! Das zu verstehen nimmt den Druck ungemein raus.

Im dritten Teil des Buches möchte ich dir zeigen, wie einfach gesunde Ernährung im Alltag sein kann. Du darfst gerne weiterhin aufwendig kochen, wenn dir das Spaß macht. Aber wahrscheinlich suchst auch du einfache Lösungen. Und es ist einfach, das verspreche ich dir. Es bedarf nur etwas Organisationsgeschick. Und hier kommt der 10-Punkte-Plan ins Spiel, eine Schritt-für-Schritt-Anleitung, mit der auch du es schaffst, gesündere Ernährung in deinen Alltag zu integrieren – mit all den Widerständen und Versuchungen, die da kommen mögen. Komm, lass uns auf diese spannende Reise gehen!

TEIL III

Lass uns einfach besser essen!

Der 10-Punkte-Plan

Du bist hoch motiviert und entschlossen, deine Ernährung zu verbessern. Außerdem kannst du jetzt in der Theorie gutes von schlechtem Essen unterscheiden und hast hoffentlich schon viel weniger Appetit auf Frittiertes und Fertigessen aller Art. Nur weißt du womöglich nicht, wo du anfangen sollst, um das Ganze umzusetzen, und du hast immer noch ein Zeitproblem.

Der dritte Teil, der Kern dieses Buches, ist eine Anleitung für dich, die dich auf die typischen Fallen und Herausforderungen im Alltag vorbereiten soll. Ich zeige dir, wie du dich im Büro und auch unterwegs versorgst und welche Fettnäpfchen zum Beispiel in der Kantine und am Flughafen lauern. Ich zeige dir außerdem, wie du dich mental auf Erfolgskurs bringst, und gebe dir dafür einige meiner wertvollsten Lektionen mit.

Ernährung ist Kopfsache – sagt man ja so gerne daher. Aber was bedeutet das eigentlich? Ich garantiere dir positive Ergebnisse, wenn du bereit bist, nicht einfach nur an deinem Essverhalten zu schrauben, sondern dich auch auf eine Reise zu dir selbst, deinen Gewohnheiten und deinen Emotionen einlässt. Konventionelle Ernährungsberater analysieren deinen Körper und legen dir einen neuen Ernährungsplan vor. Das habe ich früher auch so gemacht und mich gewundert, dass Klienten nach ein paar Monaten wieder in ihre alten Muster verfielen. Als ich daraufhin mein Coaching umstrukturierte und mit den Menschen gar nicht vorrangig über das Essen sprach, sondern über ihre Emotionen beim Essen, ihre wahren Ziele und Bedürfnisse – wurden nachhaltige Erfolge sichtbar. Meine Klienten wurden nicht nur schlanker und leistungsfähiger, sondern auch glücklicher und grundsätzlich achtsamer und gelassener im Umgang mit Essen. Wenn Essen dich im Alltag nicht mehr stresst, sondern nebenbei gut funktioniert, sparst du eine Menge Zeit und vor allem Energie. Denn die brauchst du für andere wichtige Dinge.

1. Spüre schlechte Gewohnheiten auf

Du hast bestimmt bereits eine Ahnung davon, was deine Baustellen in der Ernährung sind. Ich glaube, die meisten Menschen können sie sofort benennen: »Ich nasche einfach zu viel«, »Ich liebe Schokolade«, »Ich trinke abends gerne ein Glas Wein« oder »Ich esse zu unregelmäßig«, »Ich kann mich nicht motivieren, vorzukochen«. Ein guter Anfang, das zu wissen.

An dieser Stelle möchte ich dich einladen, einmal etwas genauer hinzuschauen und schlechte Angewohnheiten tiefer zu ergründen. Das ist wahnsinnig wichtig, wenn du eine dauerhafte Umstellung anstrebst und dich nicht nur ein paar Wochen zusammenreißen willst, um dann von vorne zu beginnen.

Im Coaching wünschen sich fast alle Klienten eine klare Anleitung. Einen Plan, der funktioniert, der sie zum Ziel führt. Sie wollen sich nicht mit der Ernährung beschäftigen, sondern eine Lösung für ihr Problem. Sie wollen, dass ich ihnen genau sage, was sie wann und in welcher Menge essen sollen und was nicht. Doch wie schon gesagt, bringt das Wissen allein niemanden weiter. Du gerätst immer wieder in Situationen, in denen du solche Pläne über Bord wirfst. Abends vor dem Fernseher, im Meeting oder auf der nächsten Geburtstagsparty. Aus einem Ausrutscher werden zwei, drei, vier. Wie oft arbeite ich mit Klienten, die mir sagen: »Ich habe früher schon mal erfolgreich abgenommen oder mich gesund ernährt, aber dann kam dies und jenes dazwischen. Jetzt will ich wieder voll durchstarten.«

Ich garantiere dir: Du wirst immer wieder an denselben Punkt kommen, du wirst früher oder später immer wieder von vorne anfangen, solange du dir deine Gewohnheiten nicht genau anschaust und an der Wurzel behandelst. Deswegen ist der erste Schritt einer der wichtigsten. Übergehe ihn nicht.

Hinter schlechten Angewohnheiten steckt meistens ein Versuch der Kompensation, der Wunsch nach Ausgleich. Wenn du dir immer verbietest, die Schokolade zu essen, weil es so in deinem Plan steht, du dich aber nie damit auseinandersetzt, was hinter deinem Verlangen nach

Schokolade steht, wirst du immer nur auf rationaler Ebene handeln, aber nie auf einer tieferen, emotionalen. Es wäre doch sinnvoller, du hättest dauerhaft viel weniger Verlangen nach der Schokolade und kämst damit gar nicht erst permanent in einen inneren Konflikt? Wäre es nicht klasse, wenn du ein Stück Schokolade essen und ganz natürlich, ohne Kampf, wieder aufhören könntest?

Stell dir mal vor, gesunde Ernährung würde dir leichtfallen, sogar Spaß machen. Stell dir vor, du hättest gesunde Ernährung so verinnerlicht, dass du gar nicht mehr darüber nachdenken müsstest. Wie einfach und entlastend wäre plötzlich alles! Und erst wenn du an diesem Punkt bist, sprechen wir von einer Umstellung und nicht dem 41. Diät-Versuch.

Wenn du offen dafür bist, deinem Verhalten einmal richtig auf den Grund zu gehen, dann hast du wirklich die Chance, einzugreifen und dem Muster eine neue, bessere Gewohnheit entgegenzusetzen. Bist du es nicht und scheust die Auseinandersetzung, wirst du den Kampf immer verlieren! Deine Muster werden immer wieder zum Vorschein kommen und deine guten Vorsätze brechen. Hier ein Beispiel aus meinem Leben:

Es gab eine Zeit, in der ich viel Cola getrunken habe. Jeden Tag mindestens eine kleine Flasche, meistens jedoch mehr. Und dazu einige Energydrinks und mehrere Tassen Kaffee. Das war 2015, als ich Nachrichtensprecherin beim Radio war und fester Bestandteil der Morningshow wurde. Meine Arbeitszeit begann früh um 4 Uhr, das heißt, ich stand nachts zwischen 2 Uhr 30 und

3 Uhr auf. Mittags um 12 hatte ich Feierabend. Immer wenn ich von der Arbeit nach Hause kam, ging ich außerdem fast schon zwanghaft zum Kühlschrank. Egal ob ich wirklich Hunger hatte oder nicht, ich musste immer erst mal etwas snacken, manchmal auch etwas mehr.

Irgendwann fiel es mir auf. Manchmal, im Auto auf der Heimfahrt, dachte ich schon darüber nach, wie ich gleich eine große Schüssel Haferflocken essen würde, obwohl ich nicht hungrig war, und versuchte mich innerlich zu maßregeln: Heute gehst du nicht an den Kühlschrank, und die Cola lässt du einfach mal weg. Meistens schaffte ich es jedoch nicht. Die inneren Ermahnungen führten nur dazu, dass meine Frustration stieg, ich den Druck spürte und mir wie ein Versager vorkam, wenn ich es mal wieder nicht hinbekam. Nach dem Motto »Jetzt ist es eh egal« aß ich dann manchmal sogar noch mehr und schwor mir, dass es morgen auf jeden Fall anders werden würde. Aber nichts wurde anders. Manchmal stand ich sogar in der Küche und stopfte mir die Haferflocken trocken in den Mund. Dann fing ich an darüber nachzudenken, was genau das Verlangen nach der Cola und den Snacks aus dem Kühlschrank auslöste. Eine große Herausforderung! Denn zwischen dem Impuls und der Handlung liegen manchmal nur Sekunden. Wir spüren Verlangen und handeln sofort. Lust auf Schokolade? Okay, ich greife zu. Ich will zum Kühlschrank gehen? Gesagt, getan. Doch sei dir gewiss: Wenn du eine Sache immer und immer wieder tust, ist es sehr wahrscheinlich, dass auch der Kontext immer gleich oder zumindest ähnlich ist. Ich zwang mich, meinem Drang nach

Haferflocken nicht sofort nachzugeben, sondern kurz innezuhalten und mich zu fragen, wie es mir eigentlich in diesem Moment geht. Was ich denke, was ich fühle, was gerade los ist. Probier das mal aus!

Diese Fragen kannst du dir stellen:
- Welche regelmäßige schlechte Angewohnheit beim Essen habe ich?
- In welchen Situationen »muss« ich immer naschen / trinken / nachgeben?
- Wo bin ich dann?
- Was ist unmittelbar vorher passiert?
- Wie fühle ich mich, kurz bevor das Verlangen kommt? Wütend / traurig / gestresst / müde …?
- Wo sitzt das Gefühl im Körper? Ein Kloß im Hals, enge Brust, nervöse Hände …?
- Was »gibt« mir das Essen in dem Moment?

Ich weiß, das ist nicht einfach. Aber du wirst unglaublich viel über dich erfahren. So war es auch bei mir. Ich beobachtete, in welcher Situation das Verlangen nach Cola und Kühlschrankinspektionen aufkam, und stellte irgendwann fest: immer dann, wenn ich mittags von meiner Frühschicht beim Rundfunk nach Hause fuhr. Am Wochenende hatte ich das Problem nicht. Auch abends hatte ich kein Verlangen. Doch ich konnte mir immer noch nicht erklären, was das Essverhalten mit meinem Job zu tun haben sollte. Denn den liebte ich!

Er machte mir sehr viel Spaß und ich bekam Lob und Anerkennung für meine Leistung. Was war also das Problem? Irgendwann kam ich dahinter und es war eigentlich ganz simpel:

Ich war total übermüdet. Ich spürte die Erschöpfung überall im Körper. Meine Augen brannten, meine Gliedmaßen waren schwer. Das Verlangen nach Essen saß bei mir im Hals. Mein Hals schnürte sich zu, und die Lösung schien Nahrungsaufnahme zu sein.

Essen wurde zum Werkzeug, das mir half, runterzukommen und zu entspannen. Mein Körper schrie nach Ruhe, die ich ihm aber nicht gab. Denn von der Live-Sendung war ich noch innerlich aufgewühlt, und an Schlaf war nicht zu denken, da ich mich ja den ganzen Morgen mit Kaffee und Cola wach hielt. *The show must go on!* Ein Teufelskreis. Anstatt mich also einfach hinzulegen und auf natürliche Weise zu erholen, aß ich. Mein Körper schrie und sendete die richtigen Signale, aber ich gab die falsche Antwort. Das ist, als würdest du am FKK-Strand den schönsten Bikini vorführen wollen und dich wundern, dass den niemand zu schätzen weiß.

Irgendwann kündigte ich den Job, da ich mit den Frühschichten auf Dauer unglücklich wurde, schlechter schlief und dauernd Kopfschmerzen hatte. Und weißt du was? Schlagartig hörten die Zwänge auf. Ich lief mittags nicht mehr zum Kühlschrank, und ich hatte von heute auf morgen keinen Appetit mehr auf Cola. Ich dachte nicht mal mehr daran, und im Restaurant kam ich nicht auf die Idee, eine zu bestellen. Ich will damit natürlich nicht sagen, dass du deinen Job kündigen sollst, weil er dich womöglich dazu bringt, schlecht zu essen. Aber schaue dir genau an, was hinter deinen Angewohnheiten steckt! Denn in ganz vielen Fällen ist es weitaus mehr als nur ein körperliches Verlangen. Häufig ist es eine Mischung. Ist der Körper zum Beispiel daran gewöhnt, Zucker zu bekommen, möchte er auch weiterhin Zucker haben. Auch die Suchtformel in Fertigessen trägt ihren Teil dazu bei. Dennoch spiegelt unser schlechtes Essverhalten fast immer auch ein Ungleichgewicht wider. Die Frage lautet also: Wo fehlt dir Balance? Was genau, welches Gefühl gibt dir Essen in einem Moment, in dem dein Körper gar kein Essen braucht?

Viele Klienten berichten mir: »Ich esse tagsüber eigentlich ganz okay, aber abends kann ich mich nicht bändigen.« Kennst du das auch? Dann frage dich, was ist abends anders? Wo bist du abends? Inwiefern fühlst du dich abends anders als tagsüber? Bist du womöglich traurig, dass niemand da ist?

Gerade das abendliche Naschen ist ein weit verbreitetes Phänomen und hat häufig mit Stressabbau zu tun. Wir kommen nach einem langen Arbeitstag nach Hause, und sobald die Tür ins Schloss fällt, fällt auch die Anspannung ab. In Wahrheit brauchen wir aber gar nicht die Schokolade, sondern einfach Ruhe. Die aber holst du dir in alter Manier mit der Schokolade oder dem Glas Wein. Wäre es vielleicht einen Versuch wert, die Entspannung einmal anders zu erwirken? Indem du einmal ohne Handy um den Block spazieren gehst, dir einen Tee machst oder auf der Couch fünf Minuten die Augen schließt und tief ein- und ausatmest?

Höre auf, immer nur die Symptome zu bekämpfen! Gerade im stressigen Alltag mit *no time to eat* schleichen sich negative Mechanismen ein; gleichzeitig wird es immer schwieriger, diese in der Hektik wahrzunehmen.

Nicht immer übrigens greifen diese Mechanismen so tief. Hinter einer falschen Ernährung steckt nicht unbedingt eine tiefe Erschöpfung, die Vorstufe zum Burn-out oder ein anderes psychologisches Problem. Manchmal sind es einfach bestimmte Trigger, also Reize, auf die wir reagieren.

Vielleicht bist du jemand, der immer am Computer etwas naschen muss, um Anspannung abzubauen. Vielleicht bist du besonders anfällig, wenn du Leckereien siehst oder riechst.

Vielleicht bist du jemand, der in Gesellschaft schlecht Nein sagen kann, weil er nicht auffallen will. Vielleicht bist du jemand, der, ohne darüber nachzudenken, einfach das macht, was viele andere auch tun.

Mein Lieblingsbeispiel dafür ist das Popcorn im Kino. In Vorträgen und Workshops stelle ich gerne folgende Frage: »Wie viele von euch haben schon mal im Kino Popcorn gegessen?« Daraufhin melden sich fast alle Menschen im Raum, mindestens 80 Prozent. Danach frage ich: »Okay. Und wie viele von euch sind schon mal einkaufen gegangen und haben gedacht: ›Mhmmmm, ich habe jetzt richtig Lust auf Popcorn, das kaufe ich mir‹?« Es meldet sich fast niemand. Also, fast alle essen im Kino Popcorn, aber kaum jemand kommt auf die Idee, sich im Supermarkt gezielt welches zu kaufen. Warum?

Popcorn ist in Wahrheit ziemlich unspektakulär. Es

gibt viel leckerere Süßigkeiten als Popcorn. Aber Kino und Popcorn, das gehört für uns zusammen! Es ist eine absurde Verknüpfung in unserem Kopf, die wir gar nicht mehr hinterfragen. Im Kino isst man halt Popcorn, alle essen das, also mache ich es auch. Genauso ist es mit der Angewohnheit, immer Sonntagabend beim Tatort etwas knabbern zu müssen. Oder die Angewohnheit, jeden Morgen am Bahnhof beim Lieblingsbäcker ein belegtes Brötchen zu kaufen. Oder die Angewohnheit, jeden Nachmittag Kuchen zu essen und Kaffee zu trinken.

Bewusst essen geht auch ohne Zeit

Was sind deine Gewohnheiten? Was machst du beim Essen immer wieder? Eine wunderbare Methode, dir darüber klar zu werden, ist schlichtweg das achtsame Essen. Wir hören immer wieder, dass wir bewusst essen sollen. Aber was heißt das eigentlich? Ich glaube, dass viele den Satz missverstehen. Denn bewusst essen bedeutet wirklich mitbekommen, was wir tun. Es heißt nicht, sich besonders viel Zeit nehmen zu müssen. Auch wenn du nur 10 Minuten hast, kannst du diese 10 Minuten achtsam gestalten!

Eine ganz einfache Übung für dich: Wenn du isst, dann isst du. Dann machst du nichts anderes. Du schaust nicht fern, du checkst nicht deine Mails, du hängst nicht bei Facebook rum, du blätterst nicht in Prospekten und Zeitschriften, du hörst auch keine

> Musik oder Radio. Wenn du isst, dann isst du. Beobachte, was passiert. Was du denkst. Schmecke dein Essen, rieche es. Nimm die Situation mit allen Sinnen wahr. Und wenn sie dich nervt und du unruhig wirst, nimm auch das wahr.

Die Übung ist banal, aber ich habe dir ja versprochen, dass wir es einfach halten. Der Effekt ist trotzdem überragend. Und du wirst mit Sicherheit feststellen, wie befremdlich es ist, einfach mal *nur* zu essen. Das sind wir nämlich gar nicht gewöhnt. Es gibt so viele Ablenkungen um uns herum, so viele Eindrücke, und irgendein Handy piept immer. Wir leben in einer reizüberfluteten Zeit. Kein Wunder, dass wir oft nicht einmal mitkriegen, wie viel Müll wir essen.

Vor einigen Jahren habe ich einen mehrwöchigen Achtsamkeitskurs besucht. Ich kann dir diese Erfahrung von Herzen empfehlen, gerade wenn du immer nur arbeitest, dich getrieben fühlst und zu wenig Pausen machst. Je absurder dir dieses Thema vorkommt, desto nötiger hast du es.

Ich erinnere mich noch haargenau an meine erste Sitzung des Kurses. Auf dem Boden im Kreis saß ich zusammen mit sechs anderen, höchst gestressten Workaholics. Trainer Walter machte mit uns die Rosinen-Übung. Ja, richtig gelesen, die Rosinen-Übung

Jeder von uns bekam drei Rosinen. Eine Teilnehmerin protestierte, weil sie sich vor Rosinen ekelte. Aber Walter sagte ganz gelassen: »Sehr interessant. Das ist eine Bewertung.«

Wir sollten die Rosinen zwei Minuten lang einfach nur anschauen. Ganz im Ernst. Wir sollten sie begutachten wie ein Kunstwerk und Form, Größe und Farbe wahrnehmen. Dann sollten wir die Rosine essen, aber in Zeitlupe. Die Teilnehmerin, die sich erst weigerte, machte schließlich doch mit.

Dann passierte etwas Faszinierendes: Alle Teilnehmer waren ausnahmslos der Meinung, dass die Rosinen besser schmeckten als sonst. Außerdem wurde uns klar, dass wir die ganze Zeit denken und bewerten: Die Übung ist blöd. Ich mag keine Rosinen. Was soll das? Ich will nach Hause ... Und die Teilnehmerin, die keine Rosinen mochte, stellte fest: Eigentlich sind Rosinen ganz okay.

Ich werde den Abend mit der Rosinen-Übung nie vergessen. Sie ist ein Anker in meinem Kopf, der mich immer wieder daran erinnert, im Alltag Dinge bewusster wahrzunehmen. Albert Einstein sagte mal sinngemäß: »Entweder ist alles ein Wunder, oder nichts ist ein Wunder.« Wenn alles ein Wunder ist, macht das Leben viel mehr Spaß, auch das Essen. Das Essverhalten wahrzunehmen, den Gedanken und Gefühlen dabei Beachtung zu schenken, das ist der erste Schritt in eine gesündere Ernährung.

Bewusstsein bedeutet immer Intensität zu schaffen. Denn das, worauf wir unseren Fokus setzen, wird stärker. Wir stellen fest, wie schön die Landschaft ist, wenn wir mal vom Handy hoch- und uns umschauen. Wir stellen fest, dass wir müde sind, wenn wir unsere

Körper spüren, anstatt nur immer im Leistungsmodus zu operieren. Und wir stellen auch fest, dass wir gerade keinen fettigen Hamburger brauchen, sondern uns nur ein Glücksmoment fehlt.

Natürlich musst du nicht jeden Bissen fünfmal umdrehen, so wie wir die Rosine in der Übung. Du musst dir auch nicht mehr Zeit nehmen. Aber sei voll präsent im Moment. Multitasking ist eine Illusion. In Wahrheit können wir (Männer und Frauen!) immer nur eine Sache tun. Versuchen wir fernzusehen und Facebook zu checken gleichzeitig, essen und telefonieren, Nachrichten schreiben und der Freundin zuhören, dann springen wir in Wahrheit nur ganz schnell zwischen beiden hin und her, und das auf Kosten der Intensität. Wenn ich einen Film schaue und mich dabei unterhalte, höre ich entweder nur mit einem Ohr zu, oder schöne Details des Films gehen an mir vorbei. So ist es mit dem Essen auch. Wenn du dir morgens am Bahnhof schnell ein Sandwich holst und es isst, während du zum Gleis hetzt, bekommst du von dem Sandwich gar nichts mit. Das solltest du aber, um zu spüren, dass dein Körper gar kein Fertigessen haben will, sondern etwas Nahrhaftes. Auch für die folgende Übung brauchst du nicht mehr Zeit, sondern nur Fokus:

Achte mal darauf, wie dein Essen im Magen liegt Leicht oder schwer? Wie fühlt sich die Sättigung an: angemessen oder drückend? Gibt dir das Essen Energie, oder macht es dich müde? Wie lange halten Sättigung und Energie an? Und was ist eine Stunde später mit deiner Verdauung los? Alles super, oder fühlst du dich aufgebläht? Vielleicht notierst du dir sogar deine Ergebnisse. Das geht auch unterwegs einfach im Handy.

Vergleiche dann das Körpergefühl nach einer gesunden Mahlzeit, die dich mit Nährstoffen versorgt, etwa ein Vollkornbrot, ein Salat oder eine Gemüse-Reis-Pfanne, mit dem Gefühl nach Fast Food. Du wirst einen Unterschied feststellen. Du hast länger Energie und bist wacher, wenn du naturbelassene Lebensmittel isst. Du bekommst keinen Blähbauch und hast nicht so schnell wieder Appetit.

Diese Erfahrung ist ein wichtiger Schritt zu einer dauerhaften Umstellung der Ernährung. Wenn du beginnst, wirklich auf deinen Körper und dein Wohlbefinden zu achten, dann findest du heraus, was dir guttut und was nicht, und du wirst Lebensmittel besser auswählen. Es geht nicht um Zeit. Ob du einen Schokoriegel nebenbei isst oder achtsam – beides dauert gleich lange. Aber die achtsame Variante bringt dich weiter.

Hunger oder Appetit

Bewusstes Essen hilft dir auch, Hunger von Appetit zu unterscheiden, denn beides wird häufig verwechselt. Während Hunger ein körperliches Verlangen nach Nahrung ausdrückt, ausgelöst durch das Absenken des Blutzuckerspiegels und die Kontraktion des leeren Magens, ist Appetit ein Verlangen, das psychischen Ursprungs ist und von Sättigung unabhängig. Appetit ist quasi die reine Lust auf Nahrungsmittel; hier spiegeln sich im Übrigen auch erlernte Bedürfnisse wider. Wer es zum Beispiel gewohnt ist, nach jedem Mittagessen ein Dessert zu essen, wird Appetit darauf verspüren und es vermissen, wenn es fehlt.

Wir essen permanent, obwohl wir keinen Hunger haben! Überlege kurz, warum und in welcher Situation du zuletzt etwas zum Mund geführt hast. Hat dein Magen wirklich geknurrt und Hunger signalisiert? Oder hast du nur gegessen, weil Mittagspause war? Weil dir etwas angeboten wurde? Weil du etwas Leckeres gesehen oder gerochen hast?

Wenn jeder Mensch bloß essen würde, wenn er Hunger hat, und aufhören würde, wenn er satt ist, gäbe es keine Übergewichtigen. In Westeuropa leben wir im absoluten Überfluss, alles ist ständig verfügbar, und viele kompensieren mit Essen unerfüllte Bedürfnisse und Stress. Je mehr äußere Faktoren auf uns einwirken, desto mehr wird Essen zur Nebensache und desto unachtsamer werden wir.

Womöglich kennst du einige dieser Anti-Diät-Bücher, die dich ermutigen, rein intuitiv zu essen und dadurch dein Wohlfühlgewicht zu erreichen. Das ist ein erstrebenswerter Umgang mit Ernährung, das Problem ist nur, dass viele Menschen ihre eigenen Körpersignale gar nicht mehr wahrnehmen können. Würde ich einigen meiner Klienten sagen: »Iss einfach das, wonach dein Körper verlangt!« – sie würden sofort zum nächsten Imbiss laufen.

> Übung: Wenn du das nächste Mal etwas isst, frage dich für einen Moment: Habe ich gerade Hunger oder nur Appetit? Und wenn du Hunger hast: Auf einer Skala von 1 bis 10 – wie stark ist dieses Gefühl? Ist es jetzt an der Zeit zu essen, oder kannst du noch warten?

Ich möchte dir noch drei Fragen mitgeben, die dir helfen können, Hunger von Appetit besser zu unterscheiden:

Habe ich Durst?
Hunger wird häufig mit Durst verwechselt. Hab unterwegs eine Wasserflasche dabei, kauf dir eine oder schnapp dir ein großes Glas Wasser und trinke mindestens 0,4 Liter. Achte darauf, wie sich das Gefühl in deinem Körper verändert und ob du danach immer noch ein Verlangen nach Nahrung hast.

Hat mich etwas getriggert?
Trigger sind Reize, die eine Empfindung, ein Verlangen oder eine Handlung auslösen. Das sind häufig banale Dinge, ich habe einige schon genannt. Stell dir vor, du bist zu Kaffee und Kuchen eingeladen, und auf dem Tisch stehen jede Menge Süßigkeiten. Vermutlich wirst

du durch diesen Reiz gerne zugreifen. Hätten die Süßigkeiten dort nicht gestanden, hättest du auch kein Verlangen danach gehabt. Eine einfache Lösung besteht also darin, dich nicht unnötig solchen Reizen auszusetzen. Etwa keine Süßigkeiten einkaufen. Oder: Süßigkeiten außer Sichtweite stellen.

Ich hatte mal eine Klientin, die Physiotherapeutin war und regelmäßig von Patienten Schokolade geschenkt bekam. Sie sammelte sie in einer Glasschale am Empfangstresen. Das führte aber dazu, dass sie die Schokolade ständig sah und verführt war, zuzugreifen. Irgendwann verfrachtete sie die Süßigkeiten einfach in einen Schrank, und das Problem war gelöst. Ein Pollenallergiker legt sich auch nicht auf eine Blumenwiese. Also mach es dir nicht so schwer.

In Großraumbüros besteht oft das Problem, dass die Süßigkeiten und Leckereien der Kollegen sichtbar herumstehen. Ich kenne das von meiner Zeit beim Rundfunk. Dort haben die wechselnden Praktikanten oft Kuchen zum Abschied mitgebracht. Manchmal habe ich den einfach in die Küche gestellt. Wer ein Stück essen wollte, musste dafür mehr Aufwand betreiben, extra aufstehen und sogar Treppen steigen. Du glaubst gar nicht, was das für Wunder bewirkte.

Würde ich jetzt auch trockenes Knäckebrot essen?
Auf einer Skala von 1 bis 10 – wie groß ist dein Verlangen nach Knäckebrot? Jetzt, in diesem Moment. Bei mir ist es eine glatte 1, ich habe null Verlangen danach. Du vermutlich auch nicht. Aber wenn du richtig Hunger

hättest, würdest du das Knäckebrot jetzt dankend an-
nehmen. Mit der Knäckebrot-Frage teste ich mich selbst
öfter und stelle meistens fest: Nein, das würde ich jetzt
nicht anrühren. Ein klares Zeichen dafür, dass hier der
Appetit dominiert. Alleine das einmal wahrzunehmen
wird eine bewusste Entscheidung hervorrufen.

Wenn du deine Geschmacksnerven nicht überstimulie-
ren und deine Körperwahrnehmung entzerren willst,
iss, so clean du kannst! Du bekommst nicht nur nahrhafte Lebensmittel, sondern auch eine eindeutige Regu-
lierung von Hunger und Sättigung und kannst kaum zu
viel essen. Wenn du gleichzeitig übst, *bewusst* zu essen,
kannst du nur Erfolg haben.

2. Organisiere dich

Wenn du im Alltag gesunde Ernährung zur Regel machen möchtest, ist Planung essenziell. Planung ist die
Basis, mit ihr steht und fällt dein Erfolg. Denn immer
dann, wenn du nichts vorbereitet hast, läufst du Gefahr,
wieder in einen Negativ-Kreislauf hineinzugeraten. Der
Hunger kommt ganz gewiss und mit ihm die Notwendig-
keit zu essen. Das sind genau die kritischen Situationen,
in denen du deine guten Vorsätze über Bord wirfst und
dir einfach irgendetwas zu essen besorgst.

Wenn ich von Planung spreche, schrillen bei den Leuten
oft die Alarmglocken. Planung klingt nach Aufwand. Kei-

ner hat Lust, stundenlang Listen zu schreiben und ewig in der Küche zu stehen. Das Gegenteil aber ist der Fall! Mit der richtigen Organisation wirst du am Ende Zeit sparen und dir vor allem größtmögliche Flexibilität schaffen, die du in deinem stressigen Alltag dringend brauchst. Wenn du dein Essen gut organisierst, sparst du bereits Zeit, weil du nicht jeden Tag aufs Neue überlegen musst, was du jetzt essen sollst und wo du dafür hingehst. Außerdem sparst du Zeit, in der du nicht im Restaurant auf dein Essen und später die Rechnung warten musst. So hast du am Ende viel mehr von deiner Mittagspause.

Schnapp dir deinen Kalender

Wo auch immer du deine vielen Termine notiert hast (auch wenn sie nur im Kopf abgespeichert sind) – gehe jetzt deine nächsten ein oder zwei Tage durch. Jetzt! Leg das Buch zur Seite und verschaff dir einen kurzen Überblick darüber, wie stressig die nächsten Tage verlaufen werden, wie viel du unterwegs sein wirst, ob du überhaupt Zeit zu Hause verbringen wirst oder nur in Hotels und ob du eine Koch- oder Aufwärmmöglichkeit hast. Eine kurze Einschätzung genügt: »Viel los!« Oder: »Eher entspannt.«

Wenn du weißt, dass du morgen und übermorgen einen Termin an den anderen gequetscht hast, kaum oder spät zu Hause sein wirst, dann handle heute! Denn wenn deine nächsten Tage absehbar so voll sein werden, brauchen wir nicht darüber sprechen, ob du abends noch die Muße haben wirst, dir etwas zuzubereiten.

Du kannst damit beginnen, dir etwas bereit- oder gleich in deine Tasche für morgen zu legen, beispielsweise ein Stück Obst. Apfel, Banane, Mandarine ... was auch immer gerade da ist. Wenn nichts da ist, kauf dir noch heute etwas, denn morgen wirst du garantiert nicht dazu kommen. In den nächsten Kapiteln lernst du eine Fülle an gesunden, einfachen Snacks kennen, die du teilweise noch nicht einmal kochen, schneiden oder zubereiten musst. Du solltest sie einfach nur vorrätig haben. Die Verfügbarkeit ist Grundlage deiner Planung. Habe immer ein paar Basics zu Hause. Sei es Obst, Gemüse, Nüsse oder andere einfache Lebensmittel.

Es geht erst mal schlichtweg darum, dass du nicht ungeplant in den Tag gehst, was deine Ernährung angeht. Nur Konferenzen, den ganzen Tag auf Achse. Wenn du wenigstens einen kleinen gesunden Snack dabeihast, reduzierst du das Risiko, früher oder später vom Heißhunger übermannt zu werden oder abends zu viel Falsches zu essen. Egal wie satt du jetzt gerade bist, du wirst morgen wieder essen wollen. Mache dich nicht abhängig vom Fertigessen um dich herum. Denn so wirst du dein Ziel nicht erreichen.

Die ganze Woche?

Ob du deine ganze Woche vorplanen möchtest oder dich von Tag zu Tag hangelst, ist Typsache und hat mit deinem persönlichen Rhythmus zu tun. Probier es einfach aus. Gehst du beispielsweise gewöhnlich samstags einkaufen und hast endlich etwas Zeit, spricht nichts dagegen, dann schon mal Snacks für die kommende Arbeitswoche bereitzustellen oder Mahlzeiten für mehrere Tage vorzukochen.

Der Vorteil: Du machst es nur einmal, aber richtig und musst dich unter der Woche fast gar nicht mehr mit deinem Essen befassen. Eine unglaubliche Zeitersparnis! Zudem meidest du Spontaneinkäufe, bei denen du vielleicht doch zu den falschen Dingen greifst.

Der Nachteil: Du stehst am Wochenende etwas länger in der Küche. Wenn du mehrere Mahlzeiten vorkochst, dauert das bestimmt zwei Stunden. Wenn du noch nicht geübt bist, auch länger (das ist allerdings nichts gegen die Zeit, die du unter der Woche in Restaurants und Kantinen verplemperst). Für so viele Mahlzeiten hat auch nicht jeder Platz im Kühlschrank. Bedenke jedoch, dass du viele Mahlzeiten hervorragend einfrieren kannst. Wenn du einen großen Tiefkühler hast, hilft dir das enorm beim Vorbereiten.

Ich bereite mein Essen normalerweise nur für den nächsten Tag vor. Ich arbeite selbstständig und habe keine klassischen Wochenenden. Da ich zudem in der Großstadt lebe und einen Supermarkt um die Ecke habe, ist es für mich angenehmer, spontan nach Belieben etwas zu besorgen und vorzubereiten.

Wenn auch du dich nur um deinen nächsten Tag kümmerst, bleibst du absolut flexibel und kannst zubereiten oder einpacken, worauf du in dem Moment Lust hast. Nicht jeder möchte tagelang das Gleiche essen oder jetzt schon festlegen, was übermorgen auf dem Speiseplan steht. Ein weiterer Vorteil dieser Variante ist, dass du in der Küche nur kurz verweilst, über die Woche verteilt allerdings natürlich öfter. Du lernst später noch das einfache Mealprep-Schema kennen, mit dem du deine Mahlzeiten unfassbar schnell zubereiten kannst.

Küchenausstattung

Ich werde sehr häufig gefragt, was ich von bestimmten Küchengeräten halte. Allen voran vom Thermomix, der unfassbar teuer ist. Falls du nicht informiert bist: Der Thermomix ist ein Allrounder in der Küche, der vom Mixen übers Kochen und Dünsten einfach alles auf Knopfdruck mit deinem Essen machen kann.

Meine Meinung dazu: Wenn dich diese Spielerei motiviert und dir hilft dranzubleiben, kauf das Teil! Du brauchst es aber nicht, genauso wenig wie die meisten anderen Küchengeräte. Beim Sport brauchst du in der Regel auch keinen Schrittzähler oder Pulsmesser, aber wenn es dir Spaß macht, so etwas zu benutzen, dann nur zu.

Ich bin sicher, selbst wenn du kein Hobbykoch bist, du hast die wichtigsten Dinge schon zu Hause.

Töpfe und Pfannen
Sinnvoll sind ein großer und ein kleiner Topf. Ich nutze den großen beispielsweise, um eine ganze Packung (ein Kilo) Tiefkühlgemüse in Wasser zu erwärmen oder um Kartoffeln zu kochen. Den kleinen Topf verwende ich für Soßen, Porridge oder andere Kleinigkeiten.

Auch bei den Pfannen habe ich eine große und eine

kleine. Achte hierbei unbedingt auf eine gute Beschichtung. Es gibt verschiedene Ausführungen, Keramik-, Teflon- oder Gusseisen-Pfannen. Alle haben ihre Vor- und Nachteile hinsichtlich Kratzfestigkeit, Lebensdauer, Hitzebeständigkeit und Pflegeaufwand. Mir persönlich ist am wichtigsten, dass das Essen nicht so festklebt und ich auch mit wenig Fett braten kann.

Eine kleine Pfanne ist perfekt für Spiegeleier, Pancakes oder das Erwärmen einer Essensportion, solltest du keine Mikrowelle haben. Die große Pfanne verwende ich zum Anbraten von Fleisch und Gemüse.

Wasserkocher

Auch einen Wasserkocher hast du garantiert bereits. Er kommt bei mir häufig zum Einsatz, wenn ich mir warme Haferflocken mache. Aber natürlich auch, um Wasser für Reis oder Kartoffeln zu erhitzen, um mit dem vorgekochten Wasser Zeit zu sparen.

Messer

Ein vernünftiges Messer ist das Einzige, was ich dir dringend ans Herz lege. Ein ordentliches Messer erspart dir unfassbar viel Zeit in der Küche. Ich habe einen mittelgroßen Allrounder, mit dem ich hervorragend Fleisch und auch Gemüse klein schneiden kann. Ein gutes Messer mittlerer Größe kostet 70 bis 90 Euro – eine Investition, die sich auf jeden Fall lohnt. Billige Ausführungen werden schnell stumpf und das Schneiden anstrengend.

Behälter für unterwegs

Ich habe eine ganze Schublade voll mit Behältern to go.
Je nachdem, wie viel du auf einmal vorbereiten möchtest, solltest du ein paar größere Behälter haben, in die
eine Hauptmahlzeit passt. Achte hierbei unbedingt auf
den Verschluss. Ich mache die besten Erfahrungen mit
Klickboxen. Der Deckel wird dabei richtig raufgeklickt,
und es gibt eine Gummierung zwischen Deckel und Be-
hälterkante. So kann nichts auslaufen.

Auf welches Material du zurückgreifst, bleibt natürlich
dir überlassen. Glasbehälter sind besonders umwelt-
freundlich, dafür aber recht schwer und können schnell
kaputtgehen. Kunststoffbehälter sind in allen Formen
und Größen erhältlich, sind leicht und lassen sich praktisch ineinanderstapeln. Dafür sind sie gesundheitlich
umstritten. Laut Verbraucherzentrale Hamburg geben
einige Behälter Schadstoffe ab, wenn sie zu stark erhitzt werden. Wie empfindlich das Material ist, ist sehr
unterschiedlich. Du solltest die Behälter nur dann in die
Mikrowelle stellen, wenn der Hersteller angibt, dass sie
dafür geeignet sind.

Achte auch auf den Hinweis »BPA-frei«. BPA steht
für Bisphenol A, eine hormonell wirksame Chemikalie,
die häufig zur Herstellung von Kunststoffen verwendet
wird. Inzwischen gibt es viele Hersteller, die extra Meal-
prep-Boxen oder auch Mealprep-Container anbieten,
die aus zertifiziertem Material gefertigt wurden. Was
diese Behälter außerdem auszeichnet, ist, dass sie an
die Bedürfnisse für Essen unterwegs angepasst sind. Sie
haben beispielsweise mehrere Kammern für die einzel-

nen Komponenten. Es gibt inzwischen auch viele Salatbehälter to go mit integriertem Behälter fürs Dressing und sogar Müsli-Behälter für unterwegs, um Müsli und Flüssigkeit getrennt aufzubewahren.

Wenn dir Nachhaltigkeit wichtig ist, kannst du auf Brotboxen aus Edelstahl oder Holz zurückgreifen. Sie eignen sich auch super als Gemüse- oder Obstbox. Alte Marmeladen- oder Joghurtgläser kannst du natürlich auch aufheben und als Mealprep-Behälter wiederverwenden.

Für Profis gibt es außerdem ganze Mealprep-Taschen. Sie sehen ähnlich aus wie Sporttaschen und haben praktische Fächer, die du platzsparend nutzen kannst und so, dass nichts auskippt und verrutscht. Ich nutze diese Taschen nicht, sondern packe mein Mealprep in den Rucksack. Zur Sicherheit wickle ich meist noch eine Tüte darum.

Besteck

Jeder hat Besteck zu Hause, aber hast du auch einen Löffel in der Tasche? Gerade am Anfang vergisst man schnell, Besteck einzustecken, und muss sich auf die Ausstattung im Büro oder Hotel verlassen. Zweifelsohne bekommst du überall unterwegs Plastikbesteck, doch damit verursachen wir unnötig Müll. Ich habe meistens ein wiederverwendbares Kunststoffset in der Tasche oder eine ganz normale Gabel. Denk nur daran, dass sie auf Flugreisen nicht immer durch die Sicherheit kommt, wenn sie im Handgepäck verstaut ist.

3. Trink dich satt

Die meisten, die mir davon erzählen, dass sie es im Alltag zeitlich nicht schaffen, vernünftig zu essen, sind auch schlechte Trinker. »Ich vergesse oft zu trinken«, sagen sie. Dabei ist das noch viel wichtiger, als zu essen. Ohne Essen kann ein Mensch wochenlang überleben, ohne Wasser nur wenige Tage. Ich empfehle dir dringend, dein Trinkverhalten zu optimieren, bevor du dich um das perfekte Essen kümmerst. Abgesehen davon, dass dein Körper natürlich Flüssigkeit (im Grunde genommen nur Wasser) braucht, um richtig zu funktionieren, hilft dir viel trinken gerade an stressigen, vollgepackten Tagen sehr. Wenn du keine Zeit zum Essen hast, dann trink einfach mehr. Wir verwechseln häufig Hunger und Durst, das hatten wir schon.

Übrigens solltest du nicht erst dann trinken, wenn du schon Durst hast. Denn Durst ist ein Signal des Körpers, dass du schon mindestens einen halben Liter im Rückstand bist. Dass du genug trinkst, merkst du daran, dass du nie Durst hast.

Du sollest jeden Tag zwei bis drei Liter trinken, am besten Wasser. Sport zählt nicht, für jede Stunde Sport addiere noch einen Liter.

Bevor ich dir eine Reihe von Tipps mitgebe, wie du es schaffst, im Alltag mehr zu trinken, lass uns noch kurz klären, was du trinken solltest. Grundsätzlich ist Wasser dein Durstlöscher. Auch ungesüßte Tees sind super. Kaffee ist auch okay, aber nicht literweise und nicht um deinen Durst zu stillen. Du wirst deiner Gesundheit einen großen Gefallen tun, wenn du dich im Alltag weitgehend auf diese Getränke beschränkst.

Ich meine wirklich Alltag und nicht die Ab-und-zu-Genussgetränke auf Partys, beim Brunch oder den Sahnekakao im Café. Es ist erfahrungsgemäß für viele ein echtes Aha-Erlebnis, wenn sie mal von Montag bis Freitag kalorienhaltige Getränke weglassen. Also auch Säfte und Milchkaffee. Noch mal: Ich habe überhaupt nichts gegen einen Latte Macchiato oder eine Apfelschorle. Nur möchte ich zu bedenken geben, dass diese Getränke sehr viel Zucker enthalten. In einem Glas Cola stecken etwa sieben Stück Würfelzucker, in einem Glas Apfelsaft und in einem Glas Milch immerhin auch drei Stück. Natürlich ist das kein Drama, summiert sich aber über den Tag auf. Ich finde es unnötig, Kalorien über Getränke aufzunehmen. Außerdem macht Zucker, insbesondere Einfach- und Zweifachzucker, müde. Betrachte solche Getränke als Genussmittel, aber lösche damit nicht deinen Durst. Tue dies am besten mit Wasser.

Hab immer Wasser dabei.
So banal das klingt, so effektiv ist es. Mach dir anfangs einen Zettel an deine Haustür, der dich beim Losgehen daran erinnert, eine Wasserflasche mitzunehmen. Ich habe meistens meinen Shaker vom Fitnessstudio dabei und fülle den unterwegs immer wieder mit Wasser auf – so spare ich auch noch Geld. Gerade in Deutschland ist

die Wasserqualität wirklich sehr gut, und du kannst Leitungswasser bedenkenlos trinken; das zeigen Tests immer wieder.

Platziere die Flasche sichtbar.
Wenn du lange mit dem Auto unterwegs bist, stell dir ein Getränk in die vorgesehene Halterung oder leg eine große Flasche auf den Beifahrersitz. Wenn du im Büro arbeitest, stell die Flasche auf den Schreibtisch, direkt neben den Bildschirm. Wenn du dein Wasser immer siehst, vergisst du auch nicht zu trinken.

Lade dir eine Trink-App aufs Handy.
Es gibt zahlreiche kostenlose Apps zum Thema Trinken, die dich mehrmals am Tag daran erinnern, mal wieder ein Glas zu trinken. Du bekommst dann eine Push-Benachrichtigung oder eine SMS. Du kannst in diesen Apps die Intervalle selbst bestimmen und auch, wenn Bedarf besteht, dein Trinkverhalten dokumentieren. Ähnlich wie beim Kalorienzählen hilft es dir, mal schwarz auf weiß zu sehen, auf wie viel Flüssigkeit du am Tag wirklich kommst und was du genau trinkst. Manchmal verschätzen wir uns. Martin, der Unternehmensberater, sagte mir zu Beginn, dass er jeden Tag einen großen Latte Macchiato trinkt. Sein Ernährungstagebuch offenbarte dann, dass es gerne auch mal drei am Tag sind. Über einen Liter Milch und fast 30 g Einfachzucker nur durch Getränke zwischendurch.

Trinke Wasser ohne Kohlensäure.
Ob mit oder ohne Sprudel – das ist an sich egal. Allerdings wirst du mehr auf einmal trinken, wenn das Wasser still ist. Bei viel Kohlensäure setzt du automatisch öfter ab und nimmst nur kleinere Schlucke.

Trinke vor jeder Mahlzeit.
Um auf dein tägliches Soll zu kommen, kann es dir helfen, wenn du dir angewöhnst, vor jeder Mahlzeit ein großes Glas Wasser zu trinken. Wenn du das mal eine Woche lang durchziehst, wirst du danach automatisch weitermachen. Das Trinken vor den großen Mahlzeiten hilft dir auch, dich nicht zu überfressen, weil du durch die Flüssigkeit schon eine Kleinigkeit im Bauch hast. Trink am besten auch ein großes Glas Wasser, bevor du morgens die Kaffeemaschine anschmeißt. Ich kenne viele Leute, die sich abends eine Trinkflasche mit frischem Wasser neben das Bett stellen, um sie morgens gleich als Erstes zu leeren. Das mag erst mal befremdlich klingen, aber es ist irgendwann nichts anderes mehr, als zu duschen und Zähne zu putzen.

Setze dich für einen Wasserspender bei der Arbeit ein.
Ich sehe es oft in den Wartezimmern von Arztpraxen. Dort stehen große Wasserspender, und sie werden viel genutzt. Solltest du an deinem Arbeitsplatz die Möglichkeit haben, einen Wasserspender aufzustellen, reg das doch mal bei der Geschäftsleitung an. Firmen können Wasserspender auch mieten und erst mal testen, wie sie angenommen werden.

Mach einen Wettbewerb daraus.
Schließe dich mit Kollegen zusammen und trinkt um die Wette. Wer am Ende des Tages die Wasserflasche noch nicht leer hat, muss fünf Euro in eine Gemeinschaftskasse legen. Da ich häufig alleine arbeite, mache ich gerne eine Challenge mit mir selbst. Meine Regel: Die Wasserflasche muss im Laufe des Tages leer sein, sonst mache ich nicht Feierabend.

Pimpe dein Wasser auf.
Ich kenne Menschen, die Wasser total langweilig finden und deshalb nicht viel davon runterkriegen. Dabei kannst du schlichtes stilles Wasser ganz simpel aufpeppen, indem du zum Beispiel eine Zitrone oder Limette darin auspresst. Gerade im Sommer schmeckt das sehr erfrischend und ist absolut clean. Auch mit Früchten kannst du dich da ausprobieren. Ich mag frische (oder auch gefrorene) Himbeeren im Wasser, dazu frische Minzblätter. Auch interessant schmeckt Wasser mit Kräutern aus dem Garten, zum Beispiel Rosmarin oder Thymian.

Das richtige Trinken ist wie das Essen eine Frage der Gewohnheit. »Ich kriege nicht mehr runter« ist Blödsinn!

Schau einfach mal, was bei dir funktioniert. Such dir ein oder zwei Punkte raus und setze sie um. Das reicht vollkommen aus. Du wirst sehen: Wenn du dir angewöhnst mehr zu trinken, wird es dir leichter fallen, einige schlechte Essgewohnheiten abzulegen. Du wirst fitter und vitaler durch deinen Alltag gehen, eine bessere

Verdauung haben, eine schönere Haut bekommen und bei Essenssünden wahrscheinlich weniger reinhauen. Das Tolle am Trinken ist, dass es dich absolut keine zusätzliche Zeit kostet und es überall Wasser gibt.

4. Unterscheide gute von schlechten Lebensmitteln

Als ich in der Ausbildung zur Ernährungstrainerin war, fragte mich mein Umfeld häufiger nach meiner Meinung zu bestimmten Lebensmitteln. Sarah, wie stehst du zu Milchprodukten? Sarah, welches Eiweißpulver nimmst du? Oder einfach nur: Sarah, ist das hier gut oder schlecht?

Einmal stand ich mit einem Kollegen vom Rundfunk in der Kantine. Er betrachtete das tagesaktuelle Angebot. Irgendein Geschnetzeltes, in Soße ertränkt, mit Buttergemüse, daneben Spaghetti Carbonara, als drittes panierte Scholle mit Mischgemüse und Pommes. Schließlich guckte er verzweifelt zu mir, er konnte sich nicht so recht entscheiden und fragte mich: »Sarah, was davon ist denn jetzt gut?«

Und ich entgegnete: »Gut ... in Bezug auf was?«

Wir alle wollen die Dinge gerne verstehen, mögen Komplexität nicht so sehr und werden gerne von einem Experten angeleitet. Bis heute ist übrigens meine Podcast-Folge mit den meisten Downloads eine der ersten mit dem Titel »Gute und schlechte Lebensmittel«. Solch eine Überschrift verspricht natürlich Orientierung, Struktur, Klarheit – quasi die ultimative Lösung für jeden. In Wahrheit sind die Dinge natürlich komplizierter, aber ich halte mein Wort und mache es für dich so einfach wie möglich.

Die beste Einteilung für Lebensmittel, dabei bleibe ich, ist die Einordnung in naturbelassen oder industriell verarbeitet. Erinnere dich: Alles, was von der Natur kommt, ist gut. Wenn du diesen Maßstab ansetzt, kannst du niemals falschliegen. Im Folgenden soll es nun um konkrete Einkaufshilfen gehen, denn in der Praxis ist das Aufspüren von Clean Food nicht immer so leicht.

Deine Basislebensmittel-Liste

Wenn du selbst einkaufen gehst, anstatt auswärts zu essen, behältst du die volle Kontrolle über das, was auf den Teller kommt. Und du machst dir gesunde Ernährung im stressigen Alltag um so vieles leichter, wenn du dir angewöhnst, grundlegende Nahrungsmittel immer dazuhaben. Du kannst sie dir als Snacks für unterwegs in die Tasche stecken oder dir damit simple Gerichte zubereiten. Voraussetzung aber bleibt: Habe immer etwas Gutes da, so wie in Punkt 2 erläutert.

Damit du das sofort umsetzen kannst, habe ich für dich eine Basislebensmittel-Liste zusammengestellt, die du dir zum Einkaufen mitnehmen kannst. Sinn und Ziel ist es nicht, dass du immer alles davon vorrätig hast, aber aus jeder Gruppe etwas. Such dir deine jeweils zwei, drei oder vier Favoriten; Dinge, die du besonders gerne und auch gerne öfter isst. Wenn du dich regelmäßig an dieser Liste orientierst, wirst du ganz anders durch einen Supermarkt gehen. Du wirst dich vorwiegend in der Obst- und Gemüse- sowie Tiefkühlabteilung aufhalten und viele andere Regale kaum noch ansteuern. Was für eine Entlastung bei akuter Zeitknappheit!

Du kannst dir die Liste der Basislebensmittel unter dem folgenden Link herunterladen und ausdrucken. Auf den nächsten Seiten stelle ich dir die Gruppen im Einzelnen vor.

www.notimetoeat.de/liste

Gute und schlechte Kohlenhydrate

Kohlenhydrate haben einen ganz miesen Ruf, das jedoch zu Unrecht. Denk noch mal an den Abschnitt über die Kalorien: Nicht ein bestimmtes Lebensmittel, nicht das Eis, nicht der Schokoriegel, nicht die Kohlenhydrate an sich machen dick, sondern ein Kalorienüberschuss macht dick – und zwar unabhängig davon, aus was er sich zusammensetzt. Da wir aber gerne Verantwortung abgeben, brauchen wir einen Buhmann. Mal ist es die Milch, mal ist es Weizen, und mal sind es die Kohlenhydrate.

Wahr ist, dass viele Menschen abnehmen, wenn sie Kohlenhydrate streichen. Einfach weil klassische Kohlenhydratquellen, wie Brot und Nudeln, viele Kalorien haben und wir gerne viel davon essen. Nur hat Eiweiß genauso viele Kalorien wie Kohlenhydrate und Fett sogar noch mehr. Dass Menschen mit einer Low-Carb-Diät erfolgreich abnehmen, liegt also viel mehr daran, dass sie etwas streichen, von dem sie vorher viel gegessen haben oder es gegen sehr kalorienarme Lebensmittel wie Gemüse tauschen.

1g Kohlenhydrate = 4,1 kcal
1g Eiweiß = 4,1 kcal
1g Fett = 9,3 kcal
1g Alkohol = 7,1 kcal

Entscheidend ist, auf welche Form von Kohlenhydraten du zurückgreifst. Denn bei gleicher Kalorienmenge halten dich manche Kohlenhydrate sehr lange satt, andere hingegen regen deinen Appetit erst an, so dass du insgesamt mehr isst und rasch dein Kaloriensoll übersteigst.

Das Wichtigste ist die Unterscheidung zwischen kurz- und langkettigen Kohlenhydraten.

Kurzkettige Kohlenhydrate halten dich nur kurz satt; so kannst du dir das gut merken. Zu ihnen zählt der Einfachzucker in Süßigkeiten, aber auch Fruchtzucker in Obst und Getränken. Auch Milchzucker oder Laktose, ein Zweifachzucker, wird sehr schnell verdaut, genauso wie Weißmehl, also Toast und Weizenbrötchen. Je schneller die Kohlenhydrate aufgenommen werden, desto schneller steigt dein Blutzuckerspiegel an. Gleichzeitig wird bei diesem Vorgang das Hormon Insulin ausgeschüttet, dessen Aufgabe es ist, den angestiegenen Blutzuckerspiegel wieder zu senken und die gewonnene Energie sowohl in die Fett- als auch in die Muskelzellen zu transportieren.

So kommt es, dass sehr aktive Menschen, insbesondere Sportler, viele Kohlenhydrate essen und beispielsweise direkt nach dem Training auch gerne zu Einfachzucker greifen. Nach der körperlichen Anstrengung brauchen wir schnelle Energie, um unsere Speicher wieder aufzufüllen und die Muskulatur ausreichend zu versorgen. Wenn wir uns aber kaum bewegen und den ganzen Tag sitzen, haben wir weder den Bedarf für so geballte Energie, noch brauchen wir sie unverzüglich. Das Naschen am Computer ist kontraproduktiv, auch wenn unser Gehirn Zucker braucht. Es braucht den Zucker nicht in den Mengen, die wir gerne verdrücken.

Ein weiterer Nachteil, wenn du zu viel Einfachzucker isst, sind die Blutzuckerspiegelschwankungen. Du wirst unruhig, fängst vielleicht an zu zittern oder zu schwitzen, kriegst schlagartig schlechte Laune – sprich: Du unterzuckerst und bekommst eine Heißhungerattacke. Vielleicht kennst du dieses Gefühl am späten Vormittag, recht bald nach einem süßen Frühstück. Das erste Tief. Einfache Kohlenhydrate sorgen nicht nur dafür, dass du zu schnell wieder isst, sondern sie machen dich zusätzlich ziemlich müde und träge. Und Müdigkeit kompensieren viele Menschen mit Snacks, da es im Joballtag normalerweise nicht möglich ist, sich spontan 20 Minuten hinzulegen. Ich habe dir ja schon davon erzählt, wie ich früher auf Erschöpfung reagiert habe. Auch heute merke ich manchmal, dass ich scheinbar grundlos Appetit bekomme, und frage mich schließlich: Na, Sarah ... bist du wieder überarbeitet?

Die Lösung ist, schnellen Zucker im Alltag zu meiden, insbesondere morgens. Denke noch mal an das Clean-Food-Konzept. Meide Fertigessen, in dem viel Zucker und Geschmacksverstärker (also Appetitanreger) enthalten sind, sowie Süßigkeiten und wähle stattdessen **langkettige Kohlenhydrate**. Die lang anhaltende Sättigung ist auch im Sinne von *No time to eat*, weil du nicht ständig wieder Hunger oder Appetit bekommst, also nicht permanent an Essen denkst und damit tatsächlich Zeit einsparst.

Das sind gute Kohlenhydrate: Vollkornbrot, Vollkornknäckebrot, Haferflocken, Dinkelflocken, Fünf-Korn-Flocken, Hirse, Naturreis, Reiswaffeln, Maisgrieß (Polenta), Vollkornnudeln, Vollkornmaisflakes, Buchweizen, Kartoffeln, Süßkartoffeln, Maronen, Quinoa, Amaranth, Hülsenfrüchte (zum Beispiel alle Bohnen, Erbsen und Linsen), viele Obstsorten. Außerdem sämtliches Gemüse: Salate, Brokkoli, Spinat, Zucchini, grüne Paprika, Gurke, Rote Bete, Tomate, Möhre, Kohl, Kürbis, Fenchel, Zwiebel, Sellerie, Aubergine, Pilze, Sauerkraut, Porree.

Auch ohne dich gänzlich umzustellen, kannst du im Alltag einfache Maßnahmen ergreifen, um kurze gegen langkettige Kohlenhydrate zu tauschen, also eine cleanere Alternative wählen. Hier einige Beispiele:

Kartoffeln	statt	Kroketten
Kartoffeln	statt	Pommes
Haferflocken	statt	Cornflakes
Vollkornbrot	statt	Brötchen
Naturreis	statt	weißem Reis
Reis	statt	Nudeln
Obst	statt	Süßigkeiten

Was du über Obst wissen solltest

Obst enthält viel Zucker, vor allem Fruchtzucker. Damit du über den Tag verteilt nicht zu viel Zucker isst, solltest du auch deinen Obstkonsum begrenzen. Ein bis zwei Portionen am Tag sind ausreichend. Eine gigantische Mineralstoff- und Nährstoffdichte bei gleichzeitig wenigen Kalorien hast du hingegen bei Gemüse, deswegen sollte darauf dein Fokus liegen. Dennoch solltest du wissen, dass die natürliche Fruktose im Obst vom Körper anders verstoffwechselt wird als Industriezucker, nämlich insulinunabhängig. Das bedeutet, natürliche Fruktose lässt deinen Blutzuckerspiegel eben *nicht* rapide ansteigen, sondern hält ihn weitgehend stabil. Obst ist also die bessere Wahl gegenüber anderen Formen von Zucker. Dennoch wird der Zucker im Obst ähnlich wie bei anderen Formen von Einfach- und Zweifachzucker verhältnismäßig schnell verdaut. Die Verweildauer im Magen ist kurz, so dass dich Obst nicht lange satt hält. Dieses Problem kannst du übrigens umgehen, indem du Obst nicht alleine isst, sondern mit einer Eiweiß- oder Fettquelle kombinierst, zum Beispiel mit Joghurt oder Quark.

Diese Obstsorten sind perfekt to go, weil du sie nicht schneiden musst und leicht transportieren kannst:
Banane, Apfel, Mandarine, Pflaume, Pfirsich, Heidelbeeren, Himbeeren, Weintrauben, Birne, Kirschen. Tipp: In Supermärkten und an Bahnhöfen kannst du auch fertige Obstsalate kaufen. Sie sind besser als die meisten Smoothies, da sie in der Summe weniger Obst enthalten.

Gutes und schlechtes Eiweiß

Alle reden immer von Eiweiß und davon, wie wichtig es ist. Es ist tatsächlich wichtig für dich, auch wenn du kein Sportler bist. Sportler brauchen einfach noch mehr davon. Eiweiß ist nicht nur der Baustoff für Muskelzellen, sondern für alle Körperzellen. Ohne Eiweiß kein Leben. Ohne Eiweiß könnten sich deine Zellen nicht erneuern. Haut, Haare und Knochen hätten keine richtige Struktur. Ohne Eiweiß könnte dein Körper keine Hormone produzieren und auch nicht verdauen.

Viele Menschen essen tatsächlich zu wenig Eiweiß, was in unserer To-go-Gesellschaft kein Wunder ist. Denn das Essen, das wir uns unterwegs besorgen, ist vor allem kohlenhydrat- und fetthaltig. Es gibt Nudeln, Pizza, Weißbrot und fettiges Fleisch in Form von Salami und Bouletten und viel Butter, Remoulade und Dressings.

Später zeige ich dir, wie du deine Mahlzeiten sehr abwechslungsreich und trotzdem eiweißreich gestalten kannst. Mit ein paar einfachen Tricks kannst du mehr Eiweiß in deine Mahlzeiten bringen. Probiere zum Beispiel mal Kräuterquark statt Butter auf dein Brot zu schmieren, oder ersetze Reis oder Nudeln mal durch Linsen oder Quinoa. Oder iss eine Handvoll Nüsse und lass dafür die fettige Salami weg.

Wie viel Gramm Eiweiß brauchst du wirklich am Tag?
wenig bis keine Aktivität: kg × 1
Freizeitsportler (Fokus Ausdauer): kg × 1,4–1,7
Kraftsportler: kg × 1,5–2

Ein Beispiel:
Eine 60 kg schwere Frau, die dreimal pro Woche laufen geht, rechnet 60 × 1,5 = 90 g Eiweiß täglich. Beachte, dass dies Orientierungswerte sind. Bei stark übergewichtigen Menschen geht die Rechnung nicht mehr auf, und die Werte werden nach unten korrigiert.

Schlechtes Eiweiß gibt es nicht. Tierisches Eiweiß kann vom menschlichen Körper besser aufgenommen werden, man spricht hier von einer hohen biologischen Wertigkeit. Das ist naheliegend, weil unsere Eiweißstrukturen denen von Tieren ähnlicher sind als denen von Pflanzen. Trotzdem kannst du auch als Vegetarier oder Veganer deinen Eiweißgehalt problemlos über die Nahrung decken. Wenn du gänzlich auf tierische Produkte verzichtest, musst du allerdings deine Eiweißbilanz besonders im Auge haben und vermehrt auf pflanzliche Eiweißquellen wie zum Beispiel Linsen zurückgreifen.

Das sind die besten Eiweißquellen:

Pflanzlich: Bohnen (z. B. Kidney, grüne, weiße), Erbsen, Linsen, Quinoa, Sojaflocken, Soja-Drink und -joghurt (natur bzw. ungesüßt), Kerne, Samen, Tofu, Eiweißbrot, Eiweißpulver, Hefeflocken

Tierisch: Huhn, Pute, Truthahn, Lachs, Kabeljau, Scholle, Thunfisch, Rind, Schinken, Eiklar

Milchprodukte: fettarmer Quark, fettarmer Käse (besonders Harzer Roller), Joghurt, körniger Frischkäse, Kuhmilch

Natürlich sind Lebensmittel immer eine Mischform, das heißt, sie setzen sich aus mehreren Makronährstoffen zusammen. In erster Linie als Kohlenhydratquellen bekannte, aber gleichzeitig eiweißhaltige Nahrungsmittel sind neben Linsen beispielsweise auch Hafer- und Dinkelflocken. Entscheidend ist am Ende nicht, dass du nur zu den Lebensmitteln greifst, die prozentual gesehen das meiste Eiweiß enthalten, sondern dass du im Verlauf des Tages deinen Bedarf deckst. Wie dir das auch ohne Aufwand gelingt, erfährst du im Kapitel »Mealprep«.

Gute und schlechte Fette

Ständig versuchen wir das Fett zu reduzieren, weil wir denken: Fett macht fett. Dieser Ansatz ist aber nicht nur falsch, sondern grob fahrlässig. Zum einen übernimmt Fett lebensnotwendige Funktionen im Körper. Es ist nicht nur unsere Hauptenergiereserve, sondern es hält Knorpel und Menisken geschmeidig, dient als Aufbausubstanz der Zellmembranen und sorgt dafür, dass die fettlöslichen Vitamine A, D, E, K (kannst du dir so gut merken: EDEKA) vom Körper aufgenommen werden. Außerdem, und hier wird es für dich in der Praxis interessant, hält Fett lange satt. Deswegen hilft Fett auch beim Abnehmen! Natürlich hat ein Gramm Fett mehr Kalorien als ein Gramm Eiweiß oder ein Gramm Kohlenhydrate. Und natürlich nimmst du bei übertriebenem Fettgenuss rasch zu viele Kalorien zu dir und wirst dadurch dick. Wenn du aber mit Fett richtig umgehst, kannst du selbst in der Diät davon stark profitieren.

Warum dich Light-Produkte dick machen
Es gibt Studien aus den USA, die den Zusammenhang von Fettleibigkeit und dem Boom von Light-Produkten untersucht haben. Das Ergebnis war, dass die Menschen mit zunehmendem Konsum von fettreduzierten Produkten nicht dünner wurden, sondern dicker. Warum? Weil sie statt Fett noch mehr Kohlenhydrate, also Zucker gegessen haben – und zwar unmittelbar *durch* den Konsum von Light-Produkten.

Wie kommt es, dass ein Joghurt mit 0,1 Prozent Fett überhaupt noch nach irgendwas schmeckt? Ganz einfach, indem die Lebensmittelindustrie noch mehr Zucker hinzufügt. Vergleiche mal die Nährwerttabelle eines fettreduzierten mit der eines fettigeren Joghurts (3,5 %) derselben Marke, und du wirst feststellen, dass der Light-Joghurt viel mehr Zucker enthält als der fettige. Die Kalorien, die du mit einem fettreduzierten Joghurt einsparst, sind marginal. Dafür kommt der Hunger umso schneller. Klar, weil einfache Kohlenhydrate ohne Fett schnell verdaut werden und den Blutzuckerspiegel, wie du weißt, rapide ansteigen und wieder abfallen lassen. Hinzu kommt, dass Light-Produkte häufig mit (noch mehr) Geschmacksverstärkern versetzt werden, die deinen Appetit noch weiter anregen. Wenn ich mir beispielsweise Fertigmahlzeiten von Weight Watchers anschaue, wird mir schlecht. Dreh mal die Verpackungen um, ich wette mit dir, dass du die Hälfte der aufgeführten Begriffe nicht verstehen wirst, weil es sich um pure Chemie handelt. Aber Hauptsache, es werden drei Kalorien oder in dem Fall Punkte gespart.

Grundsätzlich werden Fertigmahlzeiten, aber ganz besonders Light-Produkte gerne mit Maltodextrin versetzt. Dieser Zuckeraustauschstoff ist ein preisgünstiges, geschmacksneutrales Verdickungsmittel, mit dem Lebensmittel gestreckt werden. Weil Zucker weniger Kalorien hat als Fett, werden am Ende die Kalorien des Produkts reduziert, der Appetit jedoch stark angeregt, die Sättigung bleibt aus, und der Körper wird weiter auf den süßen Geschmack trainiert. Hinzu kommt die psychologische Wirkung von Light-Produkten. Wir denken: Das ist doch light, dann kann ich davon mehr essen. Doch diese Rechnung geht nicht auf.

Ich bin generell kein Fan von Light-Produkten, da sie den Geschmack verfälschen und nicht lange vorhalten. Du musst ja nicht gleich zum Sahnejoghurt greifen, aber eben auch nicht zum fettfreien Joghurt. Das einzige Produkt, bei dem ich die fettreduzierte Variante in einigen Fällen sinnvoll finde, ist Käse. Denn hier wird wenigstens kein Zucker hinzugefügt, um das fehlende Fett auszugleichen.

Zurück zum Fett, denn Fett ist nicht gleich Fett. Fangen wir mit dem Schlimmsten an, den **Transfettsäuren**, auch Transfette genannt. Kannst du dir vorstellen, was sich dahinter verbirgt? Die Silbe »trans« drückt aus, dass etwas vom einen ins andere überführt wurde. Zum Beispiel Geld bei einer Transaktion. Oder denk an Transvestiten, die die Kleidung des anderen Geschlechts tragen. Und mit dieser einfachen Eselsbrücke kannst du dir merken: Auch Transfette haben ihre Struktur verändert. Und zwar so, dass unser Körper sie nicht mehr als Nahrungsfette erkennen und verwerten kann. Transfette sind die einzige Fettverbindung, die du wirklich dringend meiden solltest. Sie haben keinerlei Nutzen und ausschließlich negative Auswirkungen. Der Konsum von Transfetten verschlechtert die Cholesterinwerte und erhöht damit das Risiko für Herz-Kreislauf-Erkrankungen und Schlaganfälle. Transfette beeinflussen außerdem den Stoffwechsel und stehen in diesem Zusammenhang auch in Verdacht, die Entwicklung von Diabetes mellitus zu fördern.

Jetzt, wo du weißt, was Transfette alles anrichten, ist der richtige Zeitpunkt gekommen, dir zu sagen, dass Transfette leider in vielen leckeren Dingen stecken. Tut mir leid! Transfette stecken in Gebäck, Keksen, Chips und weiteren Naschereien. Alles, was frittiert ist, enthält Transfette. Diese mutierten Fettsäuren entstehen nämlich, wenn Pflanzenfette zu stark erhitzt werden. Sie werden dann schlecht. Aus diesem Grund solltest du zum Beispiel auch nicht mit Olivenöl braten, sondern lieber mit hitzebeständigem Kokosfett oder eben ein wenig Butter.

Transfette entstehen aber auch, wenn Pflanzenfette gehärtet werden. Daher sind sie auch in Nutella. Denn die Haselnusscreme ist ja nicht flüssig, sondern wurde etwas gehärtet, um eine festere Konsistenz zu erreichen. Ein weiteres prominentes Beispiel ist Margarine, die im Gegensatz zu Butter nicht tierischen, sondern pflanzlichen Ursprungs ist. Allerdings liegt der Transfettanteil in Margarine inzwischen nur noch bei ein bis zwei Prozent. Die Industrie hat moderne Härtungsverfahren entwickelt, die sich weniger schädlich auswirken. Aber gerade Margarine gehört zu meinen Lieblingsbeispielen für clean vs. industriell. Margarine wurde einst als kalorienarmer Butterersatz auf den Markt gebracht, ist aber an Künstlichkeit nicht zu übertreffen. Hier eine beispielhafte Zutatenliste von Margarine:

46% pflanzliches Öl, Trinkwasser, pflanzliches Fett, Molken-
erzeugnis, Emulgatoren (Lecithine, Mono- und Diglyceride
von Speisefettsäuren), Speisesalz (0,3%), Konservierungsstoff
(Kaliumsorbat), Säuerungsmittel (Citronensäure), Aroma, Vi-
tamine (E, A, D), Farbstoff (Carotin)

Immer dann, wenn auf einer Verpackung »(gehärtetes) Pflanzenfett«, »enthält gehärtete Fette« oder »pflanzliches Fett, z.T. gehärtet« steht, dann ist Vorsicht geboten!

Reine Butter hingegen ist ein weitgehend natürliches Produkt. Ja, sie hat viele Kalorien. Gehe damit sparsam um, aber lass bitte die Margarine stehen. Auch hier zeigt sich wieder: Iss so naturbelassen wie möglich, und du meidest allerhand Schrott. Die Natur kennt keine gehärteten Pflanzenfette. Die Natur kennt keine Fritteuse. Die Natur kennt überhaupt keine verarbeiteten Fette.

Kommen wir zur nächsten Fettgruppe, den **gesättigten Fettsäuren**. Sie stecken fast ausschließlich in tierischen Produkten wie Butter, Milch, Käse und Fleisch. Gesättigte Fette sind nichts Schlechtes, doch die meisten Menschen essen zu viel von ihnen. Die Deutsche Gesellschaft für Ernährung (DGE) empfiehlt, nur ein Drittel der Fettzufuhr aus gesättigten Fetten zu beziehen. Auch Kokosfett besteht hauptsächlich aus gesättigten Fetten, spielt hier aber eine Sonderrolle. Denn die in Kokosnuss enthaltenen sogenannten MCT-Fette werden vom Körper besonders schnell aufgenommen und in Energie umgewandelt, da sie direkt ins Blut gehen.

Ein echtes Powerfrühstück, wenn auch nicht jedermanns Sache, ist der Bullet Proof Coffee. Perfekt für alle, die morgens schon wieder die Schlummertaste gedrückt haben. Ich trinke ihn sehr oft und nehme erst gegen Mittag die erste feste Mahlzeit zu mir. Er besteht aus Kaffee, etwas Kokosöl und Butter. Der Bullet Proof Coffee macht wach, hält durch das Fett lange satt, und durch die schnelle Energiegewinnung bin ich hoch konzentriert. Wenn du auch nicht so gerne frühstückst, aber morgens Power und einen fokussierten Geist brauchst, empfehle ich dir den Bullet Proof Coffee. Das Rezept findest du im Rezeptteil.

Schließlich gibt es noch die einfach und mehrfach **ungesättigten Fettsäuren**. Von dieser Gruppe können die meisten Menschen mehr vertragen. Einfach ungesättigte Fette stecken beispielsweise in Olivenöl, Avocados und vielen Nüssen. Sie sind allerdings nicht essenziell für den Körper, da er sie selbst herstellen kann. Wichtiger ist die Zufuhr von mehrfach ungesättigten Fettsäuren, die wir zuführen müssen und die der Körper als Baustoff benötigt. Du hast vielleicht schon mal von den gesunden Omega-3-Fettsäuren gehört. Die gehören dazu. Allerdings ist hier nicht nur wichtig, dass du diese Fette konsumierst, sondern auch, dass sie im richtigen Verhältnis zu Omega-6-Fettsäuren stehen, nämlich im Verhältnis eins zu fünf. Das musst du dir nicht merken, jetzt hast du es einmal gehört.

Im Sinne von *No time to eat* reicht es aus, dass du ein paar von den gesunden Fetten in deine Ernährung einbaust. Lebensmittel mit einem guten Omega-3-Omega-6 -Verhältnis sind beispielsweise Seefische wie Lachs, Hering, Makrele und Forelle; außerdem Leinöl, Leinsamen und Rapsöl.

Das sind gute Fettquellen, die du einbauen solltest:
Lachs, Hanfsamen, Leinsamen, Nüsse (z. B. Walnüsse, Pekanüsse, Cashews, Mandeln), Kerne (z. B. Sonnenblumenkerne, Sojakerne), Avocado, Leinöl, Raps, Olivenöl, Kokosöl (MCT-Öl)

Bleibt an der Stelle die Frage, wie viel Fett du eigentlich essen solltest. Auf die Verteilung der Makronährstoffe kommen wir noch in Punkt 6, wo du erfährst, wie du dir eine optimale Mahlzeit zusammenbaust. Grob gesagt: Nimm dein Körpergewicht und diesen Wert mal 0,8 bis 1 = Gramm pro Tag. Allerdings verschieben sich diese Werte auch hier wieder, wenn du stark übergewichtig (adipös) bist. Ich rate dir, mit Fett sparsam bis moderat umzugehen, Transfette komplett zu meiden und besonders auf die oben genannten Fette zu setzen.

5. Kaufe smart ein

Ich gebe zu, bei mir hat es verdammt lange gedauert, bis ich die vielen Süßigkeiten im Supermarkt als bunte Dekoration betrachten konnte und nicht mehr als Lebensmittel ernst nahm. Keine Frage, natürlich nasche auch ich immer wieder mal. Aber für die alltäglichen Einkäufe mache ich einen Bogen um diese bunten, kilometerlangen Regale, und inzwischen fällt es mir leicht. Als ich einmal einem Freund eine ganz bestimmte Schokolade mitbringen sollte, war ich regelrecht überfordert und gleichzeitig fasziniert, was mich von diesen Regalbrettern alles anlachte: Schokotoffees, Gummitiere, Kekswaffeln. All die Neuerungen aus den Zuckerlaboren: superzarte Milchschokolade mit Keks, ohne Keks, mit Karamell-Doppelmint-Schicht, extra Knusperkugeln und mit/ohne Topping, im Familypack, drei für zwei, nur heute, nur hier, aber dafür sofort.

Wusstest du, dass hinter der Anordnung der Regale in deinem Supermarkt Verkaufspsychologen stecken, die alles dafür tun, damit du möglichst lange im Geschäft bleibst und natürlich möglichst viel und viel Teures und Falsches kaufst? Davon hast du bestimmt schon mal gehört. Ich möchte nur ein paar wenige Verkaufsstrategien mit dir besprechen, die dir helfen werden, ab sofort mit anderen Augen durch ein Lebensmittelgeschäft zu gehen.

Natürlich werden hochpreisige Markenprodukte mit Absicht in Sichthöhe platziert und die Leckereien direkt an der Kasse. Rote Rabattschilder ziehen uns magisch an, auch wenn wir davon überzeugt sind, dass wir selbst niemals auf Werbetricks hereinfallen würden.

Und was glaubst du, warum die Einkaufswagen, insbesondere bei Discountern, gigantisch groß sind? Der Grund dafür ist, dass sie immer leer aussehen, egal wie viel wir schon hineingelegt haben. Und was leer ist, möchten wir füllen. Wir sind Jäger und Sammler.

Die meisten Einkaufswagen werden nach vorne hin schmaler und haben einen schiefen Boden, der sich in unsere Richtung senkt. Auch das ist kein Zufall, denn so rollen beispielsweise Flaschen, die wir hineinlegen, aus unserem Sichtfeld, und wir denken wieder: Da passt doch noch eine Menge rein.

Es gibt Untersuchungen, die zeigen, dass wir mehr Geld in Supermärkten lassen, die uns gegen den Uhrzeigersinn herumführen. Bäcker oder Backautomaten am Eingangsbereich sollen mit leckeren Düften (die übrigens oft aus der Dose und nicht aus den Lebensmitteln kommen) unseren Appetit anregen und damit unseren Kaufwillen stärken. Und natürlich ist es auch kein Zufall, dass die Obst- und Gemüseabteilung fast immer vorne platziert wird. Denn wer schon zu Beginn etwas Gesundes in den Einkaufswagen legt, hat sein Gewissen beruhigt, um später zu Ungesundem zu greifen. Wirklich! Und das ist längst nicht alles: Eine Wohlfühltemperatur von 19 Grad, Gute-Laune-Musik und die perfekte Ausleuchtung – all das sorgt dafür, dass du länger im Laden bleibst, dich pudelwohl fühlst und gerne dein Geld dort lässt. Die Supermarktpsychologie ist komplex und wahnsinnig interessant; das Thema füllt problemlos ein eigenes Buch.

Entscheidend für dich ist jetzt, dass all diese Tricks nur aus einem Grund so gut funktionieren: weil wir 70 Prozent unserer Kaufentscheidungen spontan aus dem Bauch heraus treffen. Die wenigsten Menschen haben einen Einkaufszettel dabei. Wir denken in vagen Schemata: »Ich muss etwas zum Abendessen holen.« Oder: »Ich brauche etwas Aufschnitt.« Oder: »Ich muss mal wieder einkaufen, ich habe nichts da.«

Und hier schließt sich der Kreis zu deiner gegenwärtigen Ernährung, mit der du nicht zufrieden bist. Denn auch du triffst deine Entscheidungen beim Einkaufen häufig unkonkret, spontan und emotional, außerdem in Eile. *No time to eat* und *no time to shop*! Und wenn du hungrig bist, wird es dir noch schwerer fallen, rational zu handeln. Hier zeigt sich wieder, welche Vorteile eine simple Planung hat. Du sparst nicht nur immens Zeit im Supermarkt, sondern minderst auch das Risiko, Schrott zu kaufen. Mein erster Tipp ist ganz banal: schreib dir die Dinge wirklich auf. Ob auf einem Zettel, im Handy oder im Kopf. Aber sei so konkret wie möglich. Auch der Klassiker, nicht hungrig einkaufen zu gehen, bewährt sich immer wieder. Wir müssen das Rad nicht neu erfinden.

Mit der Zeit, wenn du eine Weile nach dem *No time to eat*-Prinzip gelebt hast, wirst du keine physische Liste mehr brauchen, denn du hast deine neuen Standards im Kopf. Bis dahin empfehle ich dir, die Basislebensmittel-Liste mitzunehmen. Hier noch mal der Link zum Download: www.notimetoeat.de/liste

Um Zeit zu sparen, kannst du dir dein Essen auch liefern lassen. So umgehst du natürlich einige Reize im Supermarkt. Ich kenne viele Menschen, die diese Dienstleistung auch nutzen, weil sie keine Lust haben, Getränke zu schleppen. Recherchiere mal etwas, was zu dir passt, du kannst dir beispielsweise auch eine frische Biokiste bestellen. Dann kochst du fast automatisch gesünder, es steht ja vor deiner Nase.

Zutatenliste in Sekunden verstehen

Du musst kein Biochemiker oder Lebensmitteltechnologe sein, um eine Zutatenliste richtig lesen zu können und die für dich wichtigen Informationen herauszufiltern. Mit ein paar Infos im Kopf genügt dir ein kurzer Blick, damit du für dich eine kluge Entscheidung treffen kannst.

Zunächst: Hier in der Europäischen Union gibt es eine Kennzeichnungspflicht, und die Regeln dafür sind sehr streng. Wenn in einem Produkt Konservierungsstoffe sind, steht es auch auf der Verpackung. Es gibt außerdem sehr transparente Hinweise für Allergiker. Allerdings gibt die Zutatenliste keinen Aufschluss darüber, ob ein Lebensmittel (unbeabsichtigt) verunreinigt wurde. Deswegen wird viel über die Verwendung bestimmter Pflanzenschutzmittel oder Tierarzneimittel in der Produktion diskutiert. Hierzu gibt es zwar zahlreiche Rechtsvorschriften und vorgegebene Höchstwerte für Rückstände, allerdings sind die vorgeschriebenen Höchstmengen zum einen umstritten, und zum anderen gibt es in manchen EU-Staaten Ausnahmeregelungen. Fakt ist, in geringen Mengen sind Rückstände sehr häufig in Lebensmitteln nachweisbar, und dazu gibt es keine Kennzeichnungsvorschriften. Du kannst beim Kauf von Bio-Ware einen möglichen gesundheitlichen Schaden minimieren, weil in der Bio-Produktion beispielsweise keine Pestizide eingesetzt werden. Dennoch gibt es auch schwarze Schafe unter den Bio-Herstellern. Ich möchte dir an dieser Stelle drei einfache, aber wertvolle Informationen rund um die Zutatenliste mitgeben, die dir die Kontrolle über dein Essen zurückgeben und die ich für absolut essenziell halte.

Je kürzer, desto besser
Ich habe es schon im Kapitel über Clean Food skizziert: Ein Lebensmittel ist clean und damit gut, wenn es nur eine sehr kurze oder am besten gar keine Zutatenliste hat. Keine Zutatenliste haben alle Nahrungsmittel, die nur aus einer Zutat bestehen, wie Reis, Äpfel, Haferflocken oder Eier. Je mehr Zutaten aufgeführt werden, desto komplexer und stärker verarbeitet ist ein Produkt und, du weißt es, desto mehr (versteckte) Zucker, Fette sowie Zusätze, die du nicht brauchst, sind enthalten. Hier zum Vergleich drei Listen von gut bis schlecht:

Sehr gut:
Haselnusskerne, Cashewkerne, Mandeln blanchiert, Walnusskerne.
Kann Spuren von anderen Schalenfrüchten enthalten.
Das ist eine naturbelassene Nusskernmischung.

Ganz okay:
Frischkäse, 30 % Magermilchjoghurt, Speisesalz
Das ist Frischkäse.

Katastrophe:
Zucker, Weizenmehl, Rapsöl, 15 % Hühnervollei, Feuchthalte-mittel: Sorbit, Glycerin; Weizenstärke, 2 % weiße Schokolade (Zucker, Kakaobutter, Vollmilchpulver, Emulgator: Lecithine), Glukose-Fruktose-Sirup, Reismehl, Backtriebmittel: Diphos-phate, Natriumcarbonate; Speisesalz, 0,6 % Zitronenscha-lenzubereitung (Invertzuckersirup, 30 % Zitronenschalen, natürliches Aroma, Verdickungsmittel: Natrium-Carboxyme-thylcellulose), Emulgator: Mono- und Diglyceride von Speise-fettsäuren; natürliches Aroma, Säureregulator: Natrium-cetate. Das Produkt kann Spuren von Schalenfrüchten ent-halten.
Das ist ein fertiger Zitronenkuchen.

Selbst wenn du das zuletzt aufgeführte Produkt nicht kennst und dir die einzelnen Inhaltsstoffe noch gar nicht angeschaut hast, weißt du schon allein durch die Länge und Komplexität der Liste: Das kann nicht gut sein!

Vorne steht die Hauptzutat
Die Zutaten sind immer absteigend nach Menge auf-geführt. Das heißt: Vorne steht immer die Zutat, von der am meisten drin ist. Wenn du dir noch mal die Listen von eben ansiehst, erfährst du beispielsweise, dass die Nusskernmischung hauptsächlich aus Haselnüssen besteht und am wenigsten Walnüsse enthält. Auch bei

Studentenfutter ist diese Information übrigens sehr aussagekräftig, da vorne fast immer Rosinen aufgeführt sind – für viele ein Graus.

Bei süßen Speisen wird die Liste in der Regel von Zucker angeführt. Interessant finde ich die Reihenfolge aber auch bei gesünderen Lebensmitteln wie fertigen Smoothies. Grüne Smoothies liegen voll im Trend, sie bestehen vor allem aus Gemüse – denkst du! Nimm dir aus dem Kühlregal einen beliebigen grünen Smoothie und schau, welche Zutat ganz vorne steht. In den allermeisten Fällen ist es der preisgünstige Apfelsaft oder Apfelsaftkonzentrat. Der grüne Anteil, den wir hier eigentlich erwarten, also Mangold oder Blattspinat, wird ziemlich weit hinten aufgelistet, macht also nur einen Bruchteil des gesamten Smoothies aus; er liegt meistens unter 10 Prozent.

Apfelsaft (49 %), Birnenpüree (29 %), Pfirsichpüree, Zucchinipüree (6 %), Orangensaft, Spinatpüree (1,6 %), Grünkohlpüree (1,6 %), Zitronensaft, Saflor- & Spirulina-Extrakt (0,4 %) und Baobab-Frucht-Extrakt (0,02 %)
Das ist die Inhaltsliste eines Marken-Smoothies.

Die Zutatenliste sagt nicht aus, dass das Produkt an sich schlecht ist. Es ist aber nicht unbedingt das, was du erwartest, oder so gesund, wie du es erwartest. Auch beim Thema Smoothies lautet die Lösung: selber machen. Ein Smoothie ist die schnellste Mahlzeit der Welt. Da kannst du wirklich Blattspinat oder Salat als Grundlage wählen und auf Apfelsaft verzichten. Im Rezeptteil findest du auch mein Lieblings-Smoothie-Rezept, das in fünf Minuten fertig ist und dich extra lange satt hält.

Die Reihenfolge der Zutaten in absteigender Menge hilft dir auch sofort zu identifizieren, dass beispielsweise eine Zutat zwar enthalten ist, aber in so geringen Mengen, dass es dir nichts ausmacht. Du wirst beispielsweise keinen Putenbrust-Aufschnitt finden, in dem nicht das Wort Dextrose aufgeführt ist, also eine Zuckerart. Toll ist das nicht, aber der Anteil ist im 0-Komma- oder 1-Prozent-Bereich so niedrig, dass es mich nicht vom Kauf abhält.

Je verständlicher, desto besser
Lass uns einen Test machen! Schau dir kurz die Zutatenliste der Cola Zero an. Was erfährst du?

Wasser, Kohlensäure, Farbstoff E 150d, Säuerungsmittel, Phosphorsäure, Süßungsmittel (Natriumcyclamat, Acesulfam K, Aspartam), Aroma, Säureregulator, Natriumcitrate, Aroma, Koffein. Enthält eine Phenylalaninquelle.

Du siehst, dass Wasser die Hauptzutat ist, dass die Zutatenliste insgesamt nicht gerade kurz ist, und du stellst wahrscheinlich auch fest, dass du die meisten Wörter gar nicht verstehst. Oder weißt du etwa, was sich hinter dem E-Stoff 150d verbirgt? Hinter Natriumcyclamat und dem Säuerungsmittel? Dieses Produkt ist absolut künstlich und damit das Gegenteil von clean. Bei einer Cola ist dir das natürlich bewusst, auch ohne die Verpackung anzuschauen, aber schau dir mal die Zutatenliste dieses Fertiggerichts von Weight Watchers an:

Reis, gekocht 34% (Wasser, Reis), Wasser, Gemüsebällchen 9% (Zwiebeln, Paprika, Karotten, Erbsen, Maiskörner, Wasser, Sonnenblumenöl, Weizeneiweiß, Weizenmehl, modifizierte Stärke), Senf (Wasser, Senfsaat, Branntweinessig, Salz, Zucker, Gewürze), Bouillon (Salz, Hefeextrakt, Kartoffelstärke), Gemüse (Zwiebeln, Karotten), Sonnenblumenöl, Gewürze, Kartoffeleiweiß, Kartoffelfaser, Sellerieextrakt, Hefeextrakt, Zucker, Salz, Gewürze, Verdickungsmittel: Carrageen, Blumenkohl 8%, Tomaten 6%, Zwiebel 6%, Kokusnussmilch (Kokosnussextrakt, Wasser), Bohnen 3%, Brokkoli 3%, Karotten 2%, Glukosesirup, Paprika 1%, Cashewnüsse, Knoblauch, Ingwer, Gemüsebouillon (Speisesalz, Dextrose, Maltodextrin, Zwiebelpulver, Maisstärke, Gewürze), Gemüseextrakt (Zwiebeln, Blumenkohl, Brokkoli, Karotten), Rapsöl, modifizierte Stärke, Tomatenmarkkonzentrat, Gewürze, Zitronengras, Zucker, getrocknete Feigenwürfel, getrocknete Aprikosenwürfel, Dextrose, jodiertes Speisesalz (Speisesalz, Kaliumjodid), Verdickungsmittel: Xanthan und Johannisbrotkernmehl.

 Im Idealfall haben Lebensmittel, die du konsumierst, überhaupt keine Zutatenliste. Wenn sie eine haben, sollte sie so kurz wie möglich sein und verständlich. Vorne ist immer die Hauptzutat aufgelistet. Je weniger Fertiggerichte du isst, je mehr du dein Essen selbst zubereitest, desto besser. Es ist dabei unerheblich, ob es sich um diätische oder vegane Produkte handelt. Light und vegan heißt nicht automatisch gesünder.

Wie du der Zuckerfalle entkommst

Deine Ernährung wird schlagartig sehr viel gesünder, du wirst fitter, wacher und vitaler, wenn du Zucker reduzierst. Aber das ist gar nicht so einfach. Dass wir alle Zucker lieben, hat einen evolutionsbiologischen Hintergrund. Der süße Geschmack war für unsere Steinzeitvorfahren ein Indikator dafür, dass ein Lebensmittel nicht giftig, sondern nahrhaft war. Sehr sauer oder bitter bedeuteten hingegen Gefahr! In einer Epoche ohne Kühlschränke und Nährwerttabellen musste sich Homo sapiens nun mal auf seinen Geschmack verlassen.

Zucker ist an und für sich überhaupt nichts Schlechtes. Wie schon erklärt, braucht allein unser Gehirn jede Menge davon. Nicht umsonst sprechen wir bei Schokolade gerne von Nervennahrung. Allerdings kann unser Körper Glukose selbst herstellen und muss sie nicht zwingend aus der Nahrung beziehen. Das größte Problem ist, dass wir alles im Überfluss verfügbar haben und einfach viel, viel, viel zu hoch dosieren. Das tun wir mit allem, aber insbesondere mit Zucker. Glücklicherweise schärft sich gerade das Bewusstsein für diese Problematik, und immer mehr Menschen wünschen sich auch vom Zucker loszukommen.

Kommt jemand neu in meine Facebook-Gruppe, ins TEAM *no time to eat*, beantwortet er zum Einstieg immer zwei Fragen: 1. Woher kennst du *No time to eat?* 2. Was ist in der Ernährung zurzeit deine größte Herausforderung? Und immer mehr User schreiben zur zweiten Frage: »Das ständige Naschen«. Oder: »Ich wünsche mir, vom Zucker wegzukommen«.

Ein erster guter Schritt in diese Richtung geht so: Einfach die Lebensmittelpackungen umdrehen und zumindest für die Hauptmahlzeiten nichts kaufen, was zugesetzten Zucker enthält. Du wirst sehen, das ist eine echte Herausforderung. Zum einen, weil wirklich unglaublich vielen Lebensmitteln Zucker hinzugefügt wird, und zum anderen, weil du das noch nicht immer sofort erkennst. Die Lebensmittelindustrie weiß nämlich, dass Zucker immer mehr zum Alarmbegriff wird, deshalb druckt sie gerne andere Begriffe für Zucker auf die Verpackungen. Aber hinter all diesen Begriffen verbirgt sich eine Form von Zucker:

Dextrin, Maltodextrin, Dextrose, Dicksaft, Fruchtextrakt, Fruchtsüße, Fruktose, Fruktose-Glukose-Sirup, Fruktose-Sirup, Gerstenmalz/Gerstenmalzextrakt, Glukose, Glukosesirup, Karamellsirup, Inulin, Fruchtsaftkonzentrate, konzentrierte Fruchtsäfte, Laktose, Magermilchpulver, Maltose, Malzextrakt, Molkenerzeugnis, Süßmolkenpulver, Oligofruktose, Raffinose, Polydextrose, Saccharose

In Ketchup, Soßen, Dressings und Fertiggerichten aller Art, sogar in Wurstwaren: Überall lauert der Zucker. Und weil du dir sicherlich nicht alle Begriffe merken kannst und willst, habe ich eine Eselsbrücke für dich: Alles mit den Silben –ose, -dex und –sirup ist Zucker. Wenn du das weißt, wunderst du dich auch nicht mehr, warum ich Gegner von handelsüblichen Müslis bin. Müslis sind in der Regel nicht gesund, sie sind eine Süßigkeit, und das verrät die Zutatenliste, zum Beispiel von diesem Schokomüsli:

*57% Vollkorn-Haferflocken, 13% Schokolade (**Zucker**, Kakaomasse, Kakaobutter, Emulgator (Lecithine), Aroma, Vanille), 10% Vollmilchschokolade (**Zucker**, **Vollmilchpulver**, Kakaomasse, Kakaobutter, **Süßmolkenpulver**, Emulgator (Lecithine), Aroma, Vanillin), **Zucker**, Weizenvollkornmehl, 3% **karamellisierte** und aromatisierte Mandelstückchen (55% Mandelstücke, **Zucker**, Palmfett, **Glukosesirup**, **Karamellzuckersirup**, Aroma), Reismehl, Palmöl, fettarmes Kakaopulver, Weizenmehl, **Glukosesirup**, getrockneter **Gerstenmalzextrakt**, Weizengluten, **Magermilchpulver**, Salz, Cornflakes (Mais, **Zucker**, Salz, **Gerstenmalzextrakt**), **Karamellzuckersirup**, Aroma.*

Zucker, Glukosesirup, Malzextrakt – alles in dem Müsli. Solltest du dich jetzt auf die Suche nach einem zuckerfreien Müsli machen, sei dir im Klaren darüber, dass Früchtemüslis immer viel Zucker enthalten, wegen des natürlichen Zuckers in Trockenobst. Als Orientierung hilft in solchen Fällen die Aufschrift »enthält von Natur aus Zucker«. Natürlicher Fruchtzucker ist etwas anderes als der hoch konzentrierte Fruktose-Glukose-Sirup der Industrie. Dennoch: Behalte deine Zuckerbilanz grundsätzlich im Blick. Selbst wenn du nicht viel naschst, kommst du durch Zucker im Obst oder durch die einfachen Kohlenhydrate in Lebensmitteln wie Brot, Reis oder Nudeln schnell auf dein Soll.

Die Weltgesundheitsorganisation WHO empfiehlt, am Tag maximal 6 Teelöffel freien Zucker zu konsumieren, und hat diesen Wert erst vor wenigen Jahren nach unten korrigiert. Freier Zucker, das sind alle Einfach- und Zweifachzucker sowie die Süße aus Honig, Sirup und Fruchtsäften. Es ist der Wert, den du auf der Nährwerttabelle bei den Kohlenhydraten findest: »davon Zucker«.

6 Teelöffel klingen erst mal gar nicht so wenig, aber da in unglaublich vielen Lebensmitteln Zucker enthalten ist, bekommt man die gut gefüllten Löffel schnell zusammen. Sie entsprechen etwa 25 g.

Eine gute Alternative zu Cornflakes, Schoko- und Knuspermüslis sind Haferflocken oder Basismischungen aus mehreren Körnern. Erscheint erst mal langweilig, aber mit Obst und Nüssen kann man wunderbar selbst tolle Mischungen zusammenstellen. Im Anhang findest du Rezepte mit abwechslungsreichen Möglichkeiten. Ich habe außerdem noch einen Tipp für dich, wie du ein sehr viel gesünderes Schokomüsli essen kannst: Mixe dir dein gesundes Müsli aus Hafer- oder Dinkelflocken, naturbelassenen Nüssen und füge dem 1–2 Teelöffel Schokostreusel oder Schokodrops hinzu. Schmeckt köstlich! Du hast den schokoladigen Geschmack, ohne es zu übertreiben, und deine Zutatenliste ist viel kürzer als die von der Verpackung, die ich dir oben gezeigt habe.

Was du über Süßungsmittel wissen musst

Ich werde häufig gefragt, was ich von der pflanzlichen Süße Stevia halte, und das kann ich ganz leicht beantworten: gar nichts. Die allermeisten Stevia-Produkte im Einzelhandel sind überteuerte Mogelpackungen, und der Konzern, der weltweit jedes Jahr den größten (nämlich einen zweistelligen Milliarden-) Umsatz mit Stevia macht, ist Pure Circle, ein Geschäftspartner von Coca-Cola.

Die Geschichte von Stevia ist spannend und schnell erzählt: 2011 wurde die Verarbeitung sogenannter Stevioglykoside in der Europäischen Union zugelassen, womit der Stevia-Boom nach Deutschland kam. Überall gab es Produkte in den Regalen, die mit einer pflanzlichen Süße mit wenigen Kalorien warben: Stevia-Pulver zum Streuen, Stevia-Marmelade, Stevia-Cola und sogar Stevia-Gummibärchen.

Der Stoff, der in diesen Lebensmitteln steckt, hat mit der Stevia-Pflanze allerdings herzlich wenig zu tun. Es handelt sich um ein künstlich hergestelltes Stevia-Gemisch. Das Original würde dir auch gar nicht schmecken. Denn der Extrakt der *Stevia rebaudiana*, wie die Pflanze heißt, ist zwar um ein Vielfaches süßer als Zucker, hinterlässt jedoch einen bitteren Nachgeschmack, auch in der künstlich hergestellten Variante. Die Lösung: Die Industrie fügt Zucker hinzu. Nimm dir einen Stevia-Streuer und schaue dir die Zutatenliste an. In 90 Prozent der Fälle ist die Hauptzutat der Zuckeraustauschstoff Maltodextrin, zu dem in der Regel zwei Prozent Stevia-Extrakt hinzugemischt werden. Mit anderen Worten:

Das Produkt enthält fast kein Stevia und hat nichts mit einer Pflanze zu tun. Das Ganze wird dir dann teuer verkauft, und die grüne Farbe des Deckels soll dir noch suggerieren, wie gesund es ist.

Wenn du kalorienfrei nachsüßen willst, dann greife meinetwegen auf klassischen Süßstoff zurück. Der ist nicht besser, aber schont wenigstens dein Portemonnaie. Allerdings verträgt nicht jeder Süßstoff, und in größeren Mengen wirkt er häufig abführend.

Der synthetische Süßstoff Aspartam ist vor allem durch Light-Getränke wie Cola Zero bekannt geworden und steckt zudem in zuckerfreien Kaugummis. Aspartam gehört nicht in das *No time to eat*-Prinzip, allerdings halte ich die Hysterie um seine Gefährlichkeit für völlig übertrieben. Aspartam ist in »handelsüblichen Mengen«, wie es so schön heißt, gesundheitlich unbedenklich, sagt selbst die konventionelle DGE. Sonst wäre der Stoff hierzulande nicht zugelassen. Kritiker sagen, dass Aspartam Krebs auslöst. Dem zugrunde liegt eine Untersuchung, die 2005 an Ratten durchgeführt wurde. Doch selbst die Europäische Behörde für Lebensmittelsicherheit hielt sie für nicht repräsentativ, da die Ratten so viel Aspartam verabreicht bekamen, dass man die Werte kaum auf den realen Aspartam-Konsum von Menschen übertragen konnte.

Eine wirklich gute Alternative zu Zucker kann ich dir leider nicht nennen. Auch Honig und Agavendicksaft sind nicht wirklich besser. Der Kaloriengehalt ist fast gleich, und Honig besteht zu rund 80 Prozent aus Fruktose und Glukose, ist also von der Zusammensetzung fast identisch. Entsprechend steigen auch hier der Blutzucker- und Insulinspiegel durch den Verzehr stark an. Und ganz ehrlich: Der Vitamin- und Mineralstoffgehalt in Honig ist so minimal, dass du ihn wirklich nicht mitrechnen kannst.

Was also ist die Lösung? Anstatt immer alles nachzusüßen, versuche dir abzugewöhnen, dass alles immer süß schmecken muss. Geschmack ist Gewöhnung, genauso wie unser Verhalten. Mit meinen Klienten mache ich die beste Erfahrung, wenn sie den Zucker schrittweise reduzieren. Wenn du dir angewöhnt hast, zwei Löffel Zucker in den Kaffee zu kippen, nimm nur noch einen.

Ich bekam einmal eine Nachricht von einem Podcasthörer, der mir schrieb, er sei süchtig nach Cola Zero. Er fuhr lange Strecken mit dem Auto und hatte immer eine 1,5-Liter-Flasche auf dem Beifahrersitz, die für einen Tag reichte. Anstatt ihm Wasser statt Cola zu predigen, riet ich ihm, aus der 1,5-Liter-Flasche zunächst eine 1-Liter-Flasche zu machen und dann eine 0,5-Liter-Flasche. Es dauerte stolze zwei Monate, doch dann berichtete er mir eines Tages von seinem Erfolg: Er braucht heute gar keine Cola mehr.

Natürlich kann dir Süßstoff in Essen und Getränken für den Übergang helfen. Allerdings wird deinem Gehirn auch mit Süßstoff immer wieder signalisiert: Hier kommt süß. Unsere Geschmackswahrnehmung ist durch den vielen industriellen Schrott, den wir essen, derart verzerrt, dass wir gar nicht mehr wissen, wie lecker die Natur schmeckt. Obst ist auch verdammt süß und ohne Frage die bessere Alternative. Wenn du dir einmal den vielen Zucker abgewöhnt hast, werden dir klassische Zuckerquellen wie Marmelade viel zu süß vorkommen, das garantiere ich dir.

Das Wichtigste zur Nährwerttabelle

Lass uns einen kurzen Blick auf die Nährwerttabelle werfen. Ich möchte dir ein paar Tipps geben, wie du die für dich wichtigen Informationen in Sekunden scannen kannst.

Das Zentrale sind die Aufführung der Makronährstoffe Kohlenhydrate, Eiweiß und Fett sowie die Kalorien. Die Angaben beziehen sich immer auf 100 g des Lebensmittels, manchmal stehen daneben noch Portionsangaben. Bei fertig geschnittenem Brot beispielsweise werden zusätzlich die Angaben für eine Scheibe gemacht. Beachte, dass beispielsweise ein Joghurtbecher oft 200 g enthält, du die Zahlen also verdoppeln musst, um den Nährstoffgehalt eines Bechers zu erfahren.

Die magische 10

Für dich sind beim Blick auf die Nährwerttabelle vor allem diese Fragen interessant: Wie viel einfachen Zucker enthält das Produkt? Wie viel Eiweiß? Wie viel und welches Fett? Und wie viel Salz?

DURCHSCHNITTLICHE NÄHRWERTE	pro 100 g	pro Becher (250 g)	% RM* pro Becher
Brennwerte kJ / kcal	343 / 81	858 / 203	10 %
Fett	1,4 g	3,5 g	5 %
davon: – gesättigte Fettsäuren	0,9 g	2,3 g	11 %
Kohlenhydrate	13,6 g	34,0 g	13 %
davon: – Zucker	11,7 g	29,3 g	33 %
Eiweiß	3,3 g	8,3 g	17 %
Salz	0,10 g	0,25 g	4 %
* Referenzmenge für einen durchschnittlichen Erwachsenen (3400 kJ / 2000 kcal)			

Orientiere dich dabei an der magischen 10. Alles unter 10 g auf 100 g bezeichne ich als relativ zucker- und fettarm. Beim Zucker solltest du allerdings, wie du jetzt weißt, etwas genauer hinschauen. Der Wert »... davon Zucker« sollte möglichst niedrig sein, wobei er bei allem, was mit Obst zu tun hat, grundsätzlich sehr hoch ist: Obstsalat, Trockenobst, Fruchtriegel usw.

Die Nährwerttabelle des Erdbeerjoghurts hier verrät uns, dass 100 g des Produkts 11,7 g einfachen Zucker liefern. Das ist nicht wenig. Da du aber vermutlich den ganzen 200-g-Becher essen wirst, musst du diesen Wert verdoppeln. Mit diesem Joghurt hast du also schon fast 30 g reinen Zucker gegessen und schon dein Tagesmaximum an Einfachzucker überschritten, das die WHO bei 25 g festlegt.

Die magische 10 ist auch bei Fett und Eiweiß interessant. Dieser Joghurt ist mit 1,4 g Fett auf 100 g sehr fettarm. Achte grundsätzlich bei den Fettangaben darauf, dass die gesättigten Fette niedrig sind. Enthält ein Produkt zudem über 10 g Eiweiß auf 100 g, bezeichne ich es als sehr eiweißreich. Dieser Joghurt enthält pro Becher 8 g Eiweiß, was für ein Milcherzeugnis erstaunlich wenig ist. Auch daran erkennst du, dass es sich hierbei eigentlich um eine Süßigkeit handelt und nicht um ein gesundes eiweißreiches Milchprodukt.

Auch die Mengenangabe von Salz könnte für dich interessant sein. Laut DGE sollten wir pro Tag nicht mehr als 6 g Salz essen. Die allermeisten Menschen in Deutschland liegen deutlich darüber. Frauen essen im Durchschnitt täglich über 8 g Salz, Männer sogar um die 10 g.[2] Der Salzgehalt steigt vor allem durch den Konsum von verarbeitetem Fleisch, also Wurstwaren, aber auch durch Fertigprodukte.

Für ein Verbrauchermagazin habe ich einmal eine Reihe von Fertigessen in Hinblick auf ihren Salzgehalt getestet. Auch Hersteller, die mit gesundem, kalorienarmem Essen warben, fügten ihren Gerichten unglaublich viel Salz als Geschmacksträger hinzu. Mit dem Verzehr von so einem Fertiggericht kannst du bereits dein Tageslimit von 6 g erreichen.

Warum ist das schlecht? Zu viel Salz lässt den Blutdruck steigen, und damit erhöht sich das Risiko für einen Herzinfarkt und Schlaganfall. Insbesondere Menschen, die ohnehin schon einen erhöhten Blutdruck haben, sollten ihren Salzkonsum im Auge behalten.

Auch hier ist Clean Eating die perfekte Lösung. Denn allein schon die Umstellung von Wurstwaren wie Salami, Mortadella und Leberwurst auf natürlichere Putenbrust oder Kochschinken reduziert den Salzgehalt. Wer Fertiggerichte links liegen lässt und selbst mit frischen Zutaten kocht, spart unglaubliche Salzmengen ein.

Achte beim Einkaufen außerdem darauf, dass du keine extra gesalzenen Lebensmittel kaufst. Also keine gesalzenen Nüsse oder gesalzene Reiswaffeln. Auch Chips und Cracker sind hier natürlich kontraproduktiv. Betrachte solche Lebensmittel wirklich als Genussmittel, die du ab und zu mal essen kannst, die aber keinesfalls dein täglicher Begleiter werden sollten.

6. Mealprep – mach dich unabhängig von »auf die Hand«

Jetzt haben wir so viel darüber gesprochen, welche Vorteile Clean Eating hat und welche Nachteile das Fertigessen to go, dass wir uns endlich dem Kern dieses Buches widmen wollen: dem Mealprep, deiner entscheidenden Strategie, um dich im Alltag unabhängig von dem ganzen Schrott da draußen zu machen. Aber was ist das eigentlich, Mealprep?

Prep ist die Abkürzung des englischen Wortes »Preparation«, also Vorbereitung. Mealprep wird häufig mit

»Vorkochen« übersetzt, das ist aber nicht ganz richtig. Denn Mealprep bedeutet, dass du vorbereitet bist, was deine Ernährung angeht. Du hast dein eigenes Essen dabei, wenn du unterwegs bist – ob nun gekocht oder nicht, ist erst mal völlig egal. Auch ein geschmiertes Brot in der Box, auch ein Apfel in der Tasche ist Mealprep! Vielleicht machst du schon hin und wieder Mealprep, ohne es zu wissen.

Ich hatte kürzlich eine Klientin im Coaching, die noch sehr unerfahren in diesem Bereich war und sich nahezu nie etwas kochte. Doch zum Tagesseminar brachte sie sich eine Dose mit Bananen- und Apfelstücken mit, dazu ein paar Weintrauben. Ich sagte: »Super, das ist Mealprep!« Sie war ganz erstaunt. »Ach so? Das ist ja einfach.«

Ja, genau. Es ist supereinfach. Und damit du das Beste aus deinem Mealprep rausholst, damit du mit wenig zeitlichem Aufwand das größte Ergebnis hast, habe ich das einfachste Mealprep-Schema der Welt entwickelt, die sogenannte EKG-Formel. Wenn du deine Mahlzeiten nach ihr zusammenstellst, musst du weder Kalorien zählen noch auf versteckte Zucker und Fette sowie andere Zusätze achten, denn es ist automatisch richtig. Und damit sparst du wertvolle Zeit.

Die EKG-Formel

Ein EKG kennst du vom Arzt, wenn deine Herztöne gemessen werden. EKG steht hier aber nicht für Elektrokardiogramm, sondern für: Energie kommt garantiert. Es geht um die Frage, wie dein optimales Mealprep aussieht. Was gehört eigentlich auf den Teller? Was ist das Wichtigste, was darf einfach nicht fehlen?

Bei den Hauptmahlzeiten reicht es vollkommen aus, wenn du dich auf drei Komponenten konzentrierst. Ich will sie dir im Folgenden anhand einer Grafik genauer vorstellen. Wenn du möchtest, kannst du dir das Schema unter dem folgenden Link kostenlos an deine E-Mailadresse schicken lassen, ausdrucken und beispielsweise in die Küche hängen. Dann hast du deine ganz persönliche Vorlage und kannst die Lebensmittel eintragen, die für dich infrage kommen.

www.notimetoeat.de/formel

Die EKG-Formel ist absolut zeitlos und entkoppelt von irgendwelchen Ernährungstrends. Anders ausgedrückt: Sie ist für jeden immer gültig und immer richtig. Du kannst dich ein Leben lang an ihr orientieren.

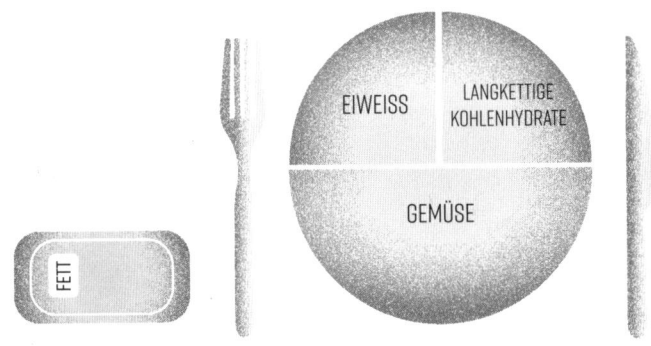

Die EKG-Formel

Stell dir das Diagramm als deinen Teller vor. Dein Fokus sollte definitiv auf Gemüse liegen. Erinnere dich: Es geht bei einer gesunden Ernährung nicht darum, *mehr* zu tun, sondern Dinge *anders* zu tun oder anders zu gewichten. Für die meisten Menschen ist es total befremdlich, sich den halben Teller mit Gemüse zu füllen. Für mich, die an dieses Schema längst gewöhnt ist, ist es hingegen unvorstellbar, mir bei einer Mahlzeit kein Gemüse auf den Teller zu legen. Gib dir bei der Umstellung etwas Zeit. Es wird sich auszahlen!

Ich war einmal mit einer Bekannten im Steakhaus essen. Sie war Bodybuilderin und achtete extrem auf ihre Ernährung; für sie war Gemüse die Hauptzutat. Ich bestellte ein Rindersteak mit Reis und Gemüse und staunte nicht schlecht, als der Kellner den Teller brachte. Es lagen zwei einsame Brokkoliröschen darauf, daneben drei grüne Bohnen und zwei Minitomaten. Ich guckte meine Freundin entsetzt an, und sie sagte nur: »Ja, Sarah. So essen die meisten Leute Gemüse.«

Du kennst es sicher auch aus der Kantine. Es gibt beispielsweise einen großen Berg Kartoffeln, ein ordentliches Stück Fleisch, Unmengen Soße und ganz am Rand einen Möhrensalat als Garnitur. Fang an, deinen Teller anders zu gewichten! Mach einfach doppelt so viel Gemüse darauf wie sonst. Wenn der Kunde König ist, ist Gemüse Papst. Gemüse hat kaum Kalorien, du kannst endlos viel davon essen, auch ohne dick zu werden, deine Sättigung regulieren, gleichzeitig hat Gemüse die höchste Nährstoffdichte. Es ist der Treibstoff, der dich gesund hält, vital und leistungsfähig.

Achte schon bei der Zubereitung auf die Menge und koche Gemüse für mehrere Mahlzeiten vor. Damit sparst du Zeit, weil du nicht jeden Tag in der Küche stehst. Kennst du diese großen Tiefkühlgemüsetüten mit 750 g oder 1 kg Inhalt? Ich koche meistens für mich alleine den ganzen Beutel und verteile das Gemüse auf drei oder vier Behälter.

Nutze gerne deine Mealprep-Vorlage, um in das Gemüsefeld alle Sorten einzutragen, die dir schmecken. Es ist nicht klar, wie viele Sorten Gemüse es auf der Welt gibt, aber zusammen mit allen erdenklichen Unterformen und Varianten geht man von bis zu 50 000 aus. Ich bin sicher, da ist auch etwas für dich dabei.

Wenn mir jemand sagt: »Ich esse kein Gemüse«, hat er in den meisten Fällen vieles noch gar nicht probiert. Mein Tipp: Fang mit den Sorten an, die du kennst. Wirf hierzu gerne noch mal einen Blick auf die Liste der Basislebensmittel. Magst du Tomaten oder Zucchini? Lieber Paprika oder Kohl? Ab und zu kannst du im Supermarkt auch etwas Neues ausprobieren. Kaufe idealerweise saisonal ein und nicht allzu exotisch. Unsere Region ist so reich an Gemüsesorten! Wenn es dir immer noch nicht schmeckt, mach dir einen Smoothie aus Gemüse und Obst, oder püriere etwa gekochten Blumenkohl und mische ihn mit Reis. Du kannst auch Zucchini durch einen Spiralschneider zu Spaghetti drehen und mit Vollkornnudeln vermengen.

Kleine Randnotiz: Da die meisten gerade morgens kein Gemüse mögen, nimm zum Frühstück einfach Obst. Du kannst Gemüse hin und wieder durch Obst ersetzen, das ist kein Problem. Auch hier gilt: Nimm einfach, was dir schmeckt, aber bedecke damit nicht unbedingt den halben Teller. Eine Portion, das entspricht einer Handvoll. Es kann eine Handvoll Beeren sein oder Weintrauben, ein Apfel oder eine Banane.

Die zweite unabdingbare Komponente ist Eiweiß. Wir haben schon darüber gesprochen, dass Eiweiß für jeden wichtig ist, nicht nur für Sportler. Um es dir leicht zu machen, mach es doch so: Zu jeder Hauptmahlzeit eine Eiweißkomponente. Das kann ein Steak sein, ein Fischfilet, eine Portion Quark, Linsen oder ein Eiweißshake. Zwar ist auch ein gutes Eiweißpulver nicht zu 100 Prozent clean, aber denk an die Bewertung mit Schulnoten: Alles zwischen 1 und 3 kannst du nehmen. Wichtig ist, dass du Eiweiß nicht vernachlässigst. Solltest du vegan leben und deutlich weniger Auswahlmöglichkeiten haben, ist es umso wichtiger, dass du die Eiweißquellen der Basislebensmittel-Liste studierst und täglich darauf zurückgreifst.

Eiweiß ist für jeden wichtig, aber einen erhöhten Bedarf haben Sportler und Menschen, die eine kalorienreduzierte Diät machen. Letzteres wissen viele nicht. Denn im Kaloriendefizit, also im Mangel, reduziert der Körper nicht nur dein Fett, sondern auch deine Muskeln, insbesondere, wenn du dem Ganzen kein Krafttraining entgegensetzt! Das hat fatale Folgen. Du wirst zwar dünner, aber auch immer schwächer und die Haut schlaff.

Die dritte Komponente auf deinem Teller sind langkettige Kohlenhydrate, damit du auch lang anhaltend Energie hast. Wie schon erläutert, handelt es sich hierbei nicht um einfachen Zucker, sondern ballaststoffreiche Lebensmittel wie beispielsweise Vollkornprodukte, aber auch Kartoffeln, Naturreis oder Haferflocken. Auch auf Reis- oder Maiswaffeln kannst du hier mal zurückgreifen.

Und was ist mit den Fetten? Ganz einfach, Fette sind nicht Teil der EKG-Formel, weil Fette meistens schon drin sind. Ein Lachsfilet liefert dir nicht nur wahnsinnig viel Eiweiß, sondern ist auch sehr fettig. Wenn du einen Salat mit Putenbrust bestellst, wurde die Putenbrust in Fett angebraten. Auch wenn du dir eine Gemüsepfanne machst, wirst du vermutlich etwas Fett in die Pfanne tun. Dennoch möchte ich dich daran erinnern, dass Fett sehr wichtig ist, du aber das richtige wählen solltest. Zum Kochen und Braten empfehle ich immer Kokosfett. Es ist geschmacksneutral und wird im Gegensatz zu Olivenöl bei starker Hitze nicht schlecht. Wenn du mehr Geschmack im Essen haben möchtest, greife ruhig auf Oliven-, Raps-, Walnuss- oder Leinöl zurück, aber füge es erst zum Schluss hinzu, dann schmeckt es auch intensiver.

Einige gesunde Fette sind auch perfekte Snacks für unterwegs, die dich lange satt halten, wie Eier und Nüsse. Auch eine halbe Avocado, mit etwas Zitronenessig beträufelt und mit Pfeffer gewürzt, ist ein Traum in der Fünf-Minuten-Pause oder beim Warten am Kopierer.

Übung: Falls du es noch nicht getan hast, leg das Buch jetzt beiseite und fülle das Schema für dich aus. Nimm dir im Anschluss 10 Minuten Zeit, um deine Lieblingskombinationen zu notieren. Auf sie kannst du stets zurückgreifen und sie nach Belieben variieren.

Als Starthilfe habe ich ein paar Beispiele für dich:

Mahlzeiten nach der EKG-Formel
- Haferflocken mit Quark und Beeren
- Dinkelflocken mit Reismilch und Banane
- Süßkartoffeln mit Lachs und Zucchini
- Kartoffeln mit Quark, Leinöl und Gurken
- Reis mit Rindfleisch und Spargel
- Linsen mit Kidneybohnen und Tomaten
- Vollkornbrot mit Kräuterquark und Gurke
- Reis mit Mischgemüse, danach einen Sojajoghurt natur
- Eier mit Schinken und dazu Paprika

Die besten Snacks

Auf der Suche nach leckeren, gesunden und schnellen Snacks für unterwegs kannst du auch das Mealprep-Schema heranziehen. Picke dir die einzelnen Komponenten heraus, und fertig ist der perfekte Snack! Das kann eine Packung Cherry-Tomaten sein, die du mitnimmst, Mohrrüben, es kann ein Becher Naturjoghurt sein, etwas Obst, Reiswaffeln oder ein hart gekochtes Ei.

Habe ich dir schon die Geschichte von mir und dem hart gekochten Ei erzählt? Wir haben eine ganz besondere Beziehung. Ich war als Journalistin jahrelang auf der Berlin Fashion Week unterwegs. Modedesigner führen dort zweimal im Jahr geladenen Gästen ihre neue Kollektion vor. Stars, Sternchen und Presse. Viel Tamtam, mit mehr Fotografen vor Ort als Protagonisten. Roter Teppich, Blitzlichtgewitter, Häppchen und Champagner, Küsschen hier, Küsschen da. Auch wenn ich über die Jahre viele Designer kennen- und schätzen gelernt habe, ist Mode, und vor allem das, was drum herum passiert, ein ziemlich inszenierter Zirkus und oft ganz schön oberflächlich. Ich, die im Alltag am liebsten Leggins, Sportschuhe und Kapuzenpullis trägt, fand es jedoch aufregend und abwechslungsreich, mich für diese Tage richtig schick zu machen, ein Abendkleid anzuziehen, mit hohen Hacken und dem passenden Glitzertäschchen dazu.

Was das mit Essen zu tun hat? Ganz einfach: Wenn du so gestylt über den roten Teppich läufst, sieht ein großer Rucksack mit Mealprep oder ein Jutebeutel voll mit Essensboxen dazu wirklich unschön aus. Ja, Mealprep kann ein Outfit zerstören! Es ist zwar gesund, aber so gar nicht sexy. Passend zu meinem Kleid hatte ich also nur eine kleine Clutch dabei. Liebe Männer, das ist eine Mini-Handtasche ohne Griff. Die sieht zwar hübsch aus, aber ist nicht nur wahnsinnig unpraktisch, weil man sie weder vernünftig halten noch greifen kann, sondern auch, weil nichts reinpasst. Oder fast nichts. Denn ich füllte sie erfolgreich mit diesen Dingen: Handy, Schlüssel, Visitenkarten, einem Stift und – tadaaa – einem hart gekochten Ei. Denn ich wollte mich möglichst unabhängig von den Leckereien vor Ort machen. Häppchen haben eine magische Anziehungskraft und machen schnell süchtig. Außerdem sind sie kostenlos. Ich gebe zu, dass ich in sechs Jahren Fashion Week auf bestimmt 100 Modenschauen ziemlich viele Ausnahmen gemacht und sie sehr genossen habe. Aber Remoulade bleibt Remoulade, Törtchen bleibt Törtchen. Auch wenn sie teuer sind und ein Stück Blattgold draufliegt, werden sie nicht gesünder.

Wenn ich heute noch ab und an auf der Fashion Week bin, darf ein Selfie mit meinem Ei am Catwalk nicht fehlen, das ich auf Facebook und Instagram hochlade. Ein Running Gag auf dem Runway.

Superfood oder Supermarketing

Die EKG-Formel ist so einfach, dass ich manchmal gefragt werde, ob das denn alles sei. Ja, ist es. Die simpelsten, natürlichsten Dinge sind meistens die besten. Sie verkaufen sich nur nicht so gut, versprechen keine Aufregung oder einen hippen Lifestyle. Das kannst du auch wunderbar an den ganzen Fitness-Trends beobachten. Nach Aerobic kam Indoor Cycling, später Zumba. Im Kraftbereich kam Power Plate, später TRX und EMS-Training mit Strom. Die Wahrheit aber ist: Die besten und effektivsten Fitnessübungen aller Zeiten sind Klassiker wie Kniebeugen, Liegestütze und Klimmzüge. Und während Trends kommen und gehen, wird eine Langhantelbank immer bleiben, denn sie hat sich bewährt. Wirklich effektives Training ist klar und simpel, jedoch sehr fordernd. Die meisten Menschen aber wollen den Superkörper, ohne sich anstrengen zu müssen. Also werden ihnen vermeintlich innovative Trainingsgeräte und -konzepte verkauft, die ihnen genau diese schnelle und bequeme Lösung versprechen.

Auch beim Essen gibt es ein tolles Beispiel für einfach versus kompliziert: Superfoods. An jeder Ecke Goji- und Acai-Beeren, Weizengras und Matcha-Tee. Exotische Früchte und Extrakte mit angeblicher Wunderwirkung. Es stimmt zwar, dass Goji-Beeren reich an Vitamin C sind, aber du kannst auch einfach eine rote Paprika essen. Rote Paprika, ganz nebenbei, ist eines meiner persönlichen Superfoods. Denn eine kleine rote Paprika mit 100 g Gewicht liefert dir 140 mg Vitamin C, fast dreimal so viel wie 100 g Orange. Mit einer kleinen roten Paprika hast du schon mehr als deinen Tagesbedarf gedeckt und deinen Geldbeutel geschont. Der Kilopreis für Paprika liegt bei 3 oder 4 Euro, der für Goji-Beeren schwankt zwischen 15 und 25 Euro.

Probiere dich ruhig im Bereich Superfoods aus, wenn es dir Spaß macht. Es schadet dir nicht, ein paar Gojis auf deine Haferflocken zu streuen. Es schadet aber auch nicht, Superfoods links liegen zu lassen. Denk noch mal an die Checkliste für Clean Food: Dafür gibt es keine Werbung. Immer dann, wenn Menschen für ein Lebens-

mittel besonders werben und dich regelrecht anschrei-
en, wie gesund es doch sei, dann ist es vermutlich auch
besonders teuer und selten gesünder als natürliche Alternativen. Paprika, Brokkoli und alles quer durch den
Gemüsegarten – das sind die wahren Superfoods, auch
wenn sie keine guten Marketingberater haben; und sie
sollten auch deine Lieblinge sein.

So könnte dein *No time to eat*-Tag aussehen

Wenn du dir deine Lieblingskombinationen aus der
EKG-Formel notiert hast, brauchst du diese nur noch
sortieren, und schon hast du deinen perfekten *No time
to eat*-Tag und kannst einen Haken hinter »gesunde Ernährung« setzen. Das ist kein Hexenwerk. Hier ein Beispiel für einen besonders zeitsparenden Tag.

Was	Kochen	Zeitaufwand
Frühstück: Spiegeleier mit Schinken dazu Avocado und Paprika	ja	7 Minuten
Snack: Handvoll Walnüsse	nein	0 Minuten
Mittag: geräucherter Tofu angebraten in Kokosfett, dazu Kaisergemüse und Schnellkochreis mit Gewürzen	ja	10 Minuten

Snack: Naturjoghurt mit Weintrauben	nein	0 Minuten
Abendessen: Vollkornbrot mit Kräuterquark und Gurke, Tomate als Dessert: Obst und ein bisschen Bitterschokolade	nein	5 Minuten

In nicht einmal einer halben Stunde kannst du dir dein Essen für den gesamten Tag vorbereiten. Im Idealfall hast du größere Mengen vorgekocht, so dass du am nächsten Tag auch noch etwas davon hast. Mehr Tipps, wie du Zeit und Aufwand sparst, bekommst du im nächsten Abschnitt. Es spricht auch nichts dagegen, wenn du aus praktikablen Gründen einfach mal mittags und abends das Gleiche isst. Warum auch nicht? Für manche ist diese Vorstellung befremdlich. Aber andere bestellen abends Pizza und essen die Reste zum Frühstück. Wenn die Pizza jetzt auch noch nährstoffreich wäre und wir die Reste mit auf die Arbeit nehmen würden, wäre es beinahe Mealprep.

Natürlich wirst du bei den ersten Versuchen etwas länger brauchen als oben angegeben. Auch beim Einkaufen. Ein Klient von mir, der sich früher überwiegend von Fast Food ernährte, schrieb mir nach seinem ersten »normalen« Einkauf eine SMS: Es sei etwas verwirrend für ihn, da er sich jetzt in ganz anderen Abteilungen aufhalte und er sich auch noch nie so genau eine Packung

Brot angeschaut habe. Tatsächlich fand er es ganz interessant.

Ich weiß ja, du hast keine Zeit, aber sieh diese Veränderung in deinem Leben als Einladung, Lebensmittel neu zu entdecken. Bleib neugierig! Es kann auch Spaß machen, sich damit auseinanderzusetzen, und sei es nur, einfach mal ein Gemüse auszuprobieren, das du noch nicht kanntest, oder einmal drei Sekunden lang die Zutatenliste von Vollkornbrot mit der von Toast zu vergleichen. Wenn du gerne eine konkrete Anleitung haben möchtest für alle Mahlzeiten des Tages, findest du im Anhang meine liebsten und einfachsten Rezepte zum Nachkochen.

Speed – wie du in der Küche noch mehr Zeit sparst

Wie kannst du nun noch mehr System in dein Mealprep bringen und damit wertvolle Zeit einsparen? Hier sind meine besten Tipps:

Habe immer Vorräte da

Wenn du dir angewöhnst, eine Auswahl an Basislebensmitteln immer im Haus zu haben, kommst du auch nicht in die Bredouille, dass du nicht weißt, was du zubereiten sollst. Ich habe immer ein wenig Obst und Gemüse da, immer Reis, immer ein oder zwei Gläser bzw. Konserven mit Fisch oder Bohnen, immer Vollkornbrot und etwas Putenaufschnitt und Eier, immer einen großen Becher Sojajoghurt und Haferflocken. Auf diese Dinge kann ich stets zurückgreifen. Vieles davon kannst du übrigens auch unterwegs im Supermarkt oder in der Drogerie kaufen. Dazu kommen wir später im Kapitel über das Essen unterwegs noch.

Nimm Tiefkühlgemüse

Tiefkühlgemüse ist oft nahrhafter als das vermeintlich frische, das im Laden liegt, da es nach der Ernte sofort eingefroren wird. Wenn ich manchmal »frische« Gurken im Supermarkt sehe, wird mir ganz anders. Die sind so schrumpelig und weich, dass sie dort mindestens schon drei oder vier Tage liegen müssen. Nun gut, Gurken gibt es zwar nicht eingefroren, dafür aber Möhren, Blumenkohl, Brokkoli, grüne Bohnen, manchmal auch Champignons und Paprika sowie klein gehackte Zwiebeln. Zur Abwechslung kannst du auch ab und zu auf Mischungen wie Asia-Wok-Gemüse oder Gemüse »italienischer Art« zurückgreifen. Achte aber hier auf die Zutatenliste und darauf, dass möglichst keine Kräuterbutter, Soße oder Ähnliches beigemengt wurden. Die Kräuterbutter ist in den meisten Fällen allerdings als separater Klumpen drin, den du natürlich einfach rausnehmen kannst. Was wäre ich nur ohne mein TK-Gemüse? Mag sein, dass frischer Brokkoli noch eine Nuance besser schmeckt. Aber ganz ehrlich, ich habe seit Ewigkeiten keinen mehr zubereitet. Ich finde die Sauerei mit den kleinen, grünen konfettiartigen Körnchen zu groß und den Aufwand auch. Das ist eher etwas für *time to eat* und *time to cook* mit Freunden und Familie am Wochenende.

Nutze den Wasserkocher

Der Wasserkocher eignet sich nicht nur hervorragend, um Tee und Wärmflaschen zu machen, sondern auch, um wirklich Zeit beim Kochen zu sparen. Bevor du einen kleinen Topf mit Wasser für Reis aufsetzt, kannst du das Wasser vorher im Wasserkocher heiß machen. Ich nutze den Wasserkocher auch, um mir schnell Porridge zuzubereiten, also Haferbrei. Das einfachste Rezept dafür überhaupt: Haferflocken in eine Schüssel tun, Wasser kochen und direkt drübergießen. Für mehr Geschmack rühre ich meistens 1 Löffel Schoko- oder Vanille-Eiweiß-pulver unter die Masse und dekoriere den Brei am Ende mit Früchten der Saison. (Tiefgekühlte Himbeeren auf dem warmen Brei sind übrigens der absolute Hit.)

Beschränke dich auf wenige Zutaten

Die EKG-Formel macht klar, dass im Grunde drei Zutaten für eine vollwertige Mahlzeit ausreichen, plus etwas Fett (zum Kochen) und ein paar Gewürze. Mach es dir einfach. Wenn du Gemüse zubereitest, muss es nicht gleich der komplette Gemüsegarten sein. Einfach »nur« Zucchini oder »nur« Paprika reichen völlig aus.

Schnellkoch-Varianten

Ich würde niemals auf die Idee kommen, mir Kichererbsen zu kaufen, die ich erst mal 12 Stunden einweichen muss, um sie dann noch mal eine Stunde lang zu kochen. Ich werde ja schon ungeduldig, wenn ich meinen Teebeutel acht Minuten lang ziehen lassen muss. Ich kaufe normalerweise Reis, der in 10 Minuten fertig ist; wenn es ganz fix gehen soll, auch Expressreis. Auch bei Linsen achte ich beim Kauf darauf, dass auf der Verpackung steht: Verzehrfertig in 10 Minuten. Bei Kichererbsen übrigens kaufe ich am liebsten die vorgekochten aus dem Glas. Die musst du nur warm machen. Mir schmecken sie auch kalt als Salatvariante.

Mealprep ohne Kochen

Ein gutes Essen muss nicht warm sein. Es gibt viele tolle Lebensmittel, die wir gar nicht kochen müssen. Wenn ich besonders kochfaul oder gestresst bin, kommt es vor, dass ich drei Tage lang gar nicht koche. Warum auch? Mealprep bedeutet ja nicht kochen, sondern sein Essen vorbereiten. Tolle Mahlzeiten ganz ohne Kochen sind beispielsweise ein belegtes Vollkornbrot, Obstsalat, Reiswaffeln mit Nussmus und Gemüsesticks oder Salat mit Kidneybohnen und Thunfisch. Auch alles aus der Abteilung Flocken ist in Sekundenschnelle fertig, ganz ohne Kochen.

Aufpeppen mit Gewürzen

Ich werde sehr oft gefragt, wie ich in meine Gerichte denn Geschmack reinbekomme, wenn ich nicht allzu viel Fett verwende. Ganz einfach: mit Gewürzen. Ich bin kein Koch und kenne mich damit nicht aus, sondern benutze einfach, was mir gerade einfällt. Oder was gerade herumsteht. Du kannst mit Gewürzen fröhlich experimentieren. Rindersteak würze ich am liebsten etwas herber mit Pfeffer, Paprika, Oregano und einer Prise Chili. Für Hühnchen nehme ich gerne orientalische Würzmischungen, Kurkuma und Petersilie. Ich greife gerne und oft auf fertige Gewürzmischungen zurück – mein Favorit sind italienische Kräuter. Die kommen bei mir über den Salat, auf das Rührei und immer über mein Gemüse. Auch getrocknete oder tiefgefrorene Kräuter stehen bei mir im Küchenschrank. Schnittlauch und Petersilie streue ich immer über meine Spiegeleier.

Gewürze helfen dir nicht nur dabei, deine Mahlzeiten geschmacklich aufzupeppen, sondern auch, sie zu variieren. Es ist etwas völlig anderes, ob du die Hähnchenbrust mit Basilikum würzt, mit Curry oder einfach nur mit Salz und Pfeffer.

Der umstrittene Geschmacksverstärker Glutamat steckt in vielen, vor allem in preisgünstigen Gewürzen. Es heißt, Glutamat regt den Appetit stark an und kann unter anderem Übelkeit und Kopfschmerzen verursachen. Laut DGE ist der Verzehr in Maßen unbedenklich. Nichtsdestotrotz hast du natürlich eine große Auswahl an hochwertigen Gewürzen, die ohne Glutamat auskommen, zum Beispiel in Bioläden. Wenn du etwas Geld sparen willst, empfehle ich dir, Gewürze in Asia-Läden und in türkischen und arabischen Geschäften zu kaufen. Die haben meist ein super Preis-Leistungs-Verhältnis. Es gibt außerdem unzählige tolle Gewürzhändler, bei denen du online bestellen kannst. Dort bekommst du auch praktische Vorratsgrößen.

Das Beste habe ich mir für den Schluss dieses Abschnitts aufgehoben: Gewürze für Naschkatzen. Bourbonvanille, Zimt, Spekulatius- und Lebkuchengewürz … superlecker! Die bekommst du im normalen Einzelhandel am besten in der Weihnachtszeit, aber auch außerhalb der Saison jederzeit online.

Wenn du gesund naschen willst, empfehle ich dir, ein gutes Schoko-Proteinpulver zu verwenden oder eben Gewürze für süße Speisen. Du kannst sie in deinen Quark rühren, in Pfannkuchen oder sogar in den Kaffee. Ich trinke total gerne Kaffee mit Weihnachtsgewürz oder Zimt. Neben klassischen Gewürzen gibt es vor allem in Sportnahrungsläden auch sogenannte Flavdrops. Das sind hoch konzentrierte Tropfen in kleinen Fläschchen, die wie Toffee, Marzipan oder weiße Schokolade schmecken. Ich bewerte Flavdrops wie flüssigen Süßstoff. Sie sind in der Regel synthetisch und definitiv nicht clean, aber als »Ab und zu«-Lösung definitiv besser, als sich eine Sahnetorte zu genehmigen. Schon ein, zwei Tropfen ergeben einen intensiven Geschmack.

Mengen und Haltbarkeit

Ein erheblicher Faktor, um beim Mealprep Zeit zu sparen, ist selbstverständlich in größeren Mengen vorzukochen. Meiner Erfahrung nach gibt es zwei Mealprep-Typen. Die einen, die sich ein Essen in doppelter oder dreifacher Menge vorkochen, so dass sie für das Mittagessen am nächsten Tag noch eine gefüllte Box im Kühlschrank haben. Die anderen kochen einmal für die ganze Arbeitswoche vor. Ich habe schon Fotos von Mealprep zugeschickt bekommen, das eine Fußballmannschaft versorgen könnte.

Ich selbst hangel mich von Tag zu Tag und bevorzuge

es, mir ganz viel von einem Gericht zu kochen, so dass ich davon zwei- bis viermal essen kann. Es ist sicher auch eine Frage der Haushaltsstruktur. Ich lebe alleine, du vielleicht mit zwei oder vier Leuten unter einem Dach. Du solltest in jedem Fall immer mehr kochen, als du gerade essen willst.

Dabei stellt sich auch die Frage nach der Haltbarkeit und dem verfügbaren Platz. Eigentlich sind fast alle Lebensmittel gekocht im Kühlschrank mehrere Tage lang haltbar, manches wird aber gerade in den Behältern schneller matschig als anderes. Du kannst schon beim Befüllen der Box darauf achten, dass du die Komponenten richtig schichtest: Dressings oder Joghurt, wenn du sie nicht separat transportieren kannst, am besten ganz nach unten, darüber Lebensmittel, die eher trocken sind wie Kartoffeln, Reis oder Hülsenfrüchte. Ganz oben sollten die frischen Komponenten liegen, die etwas Feuchtigkeit abgeben, wie Obst, Salat oder Fleisch.

Sollte es dich stören, wenn dein Essen etwas zerfällt und am nächsten Tag nicht mehr knackig ist, kannst du zum Beispiel grüne Bohnen wählen statt Brokkoli, weil die robuster sind. Du kannst viele Gemüsesorten auch roh lassen, wie Tomaten oder Paprika, oder Mealprep-Behälter mit mehreren Kammern kaufen, so dass sich die einzelnen Komponenten nicht vermischen. Dressings und Soßen solltest du möglichst separat transportieren. Entweder du hast die Möglichkeit, solche Dinge an deinem Arbeitsplatz zu deponieren, oder du nimmst einfach eine kleine Flasche mit. Ich komme ganz ohne Soßen aus. Gekaufte Soßen und Dressings sind fast nie clean. Wenn du Gemüse mit Fett und Wasser in der Pfanne erhitzt, entsteht automatisch eine Flüssigkeit, die den Geschmack des Gemüses annimmt. Wenn dir ein Essen (das kann vor allem bei Reis- und Tofugerichten der Fall sein) doch zu trocken ist, nimm einfach etwas Essig und Öl dazu.

Was nun die Haltbarkeit der gekochten Speisen betrifft, kann ich nur ungefähre Angaben machen. Denn die Haltbarkeit ist von verschiedenen Faktoren wie der Kühlung und der Außentemperatur abhängig. Wenn es draußen kalt ist, kann der Kofferraum ein perfekter Kühlschrank sein. Bei 30 Grad jedoch würde ich Fischgerichte nicht lange ungekühlt dort stehen lassen. Wenn ich im Sommer ein Gericht mit Thunfisch esse, nehme ich die verschlossene Dose mit und füge den Inhalt erst hinzu, wenn ich wirklich esse. Grob orientieren kannst du dich in puncto Haltbarkeit an der folgenden Tabelle:

Was	Kühlschrank	Gefrierfach
Fleisch gekocht / gebraten	3–4 Tage	4–6 Monate
Fisch gekocht / gebraten	1–2 Tage	4–6 Monate
Eier hart gekocht	7–12 Tage	–
Brot	1–2 Wochen	4–6 Monate
Eintöpfe / Suppen	3–4 Tage	2–3 Monate

Mahlzeiten, die du längere Zeit einfrierst, solltest du in dafür vorgesehene Gefrierbeutel füllen. Am besten portionierst du alles gleich, damit du immer die perfekte

Menge wieder auftaust. Lass das Essen nach dem Kochen erst mal vollständig abkühlen, bevor du es in den Kühlschrank stellst oder einfrierst.

Kurz noch zum Wiederaufwärmen von Speisen. Mikrowellen sind besser als ihr Ruf. Doch der Mythos, sie würden extrem schädliche Strahlen abgeben, hält sich hartnäckig. Auch gibt es keinen massiven Nährstoffverlust, wenn du Gemüse darin erwärmst. Für einen Fernsehbeitrag habe ich das mal gemeinsam mit Stiftung Warentest und einem Team von Journalisten testen lassen. Der direkte Vergleich ergab sogar, dass aufgewärmte Kartoffeln und Möhren aus der Mikrowelle zum Teil mehr Vitamine enthalten als aus dem Topf. Das liegt daran, dass einige Vitamine wasserlöslich sind und wir beim Erwärmen in der Mikrowelle wenig bis gar kein Wasser benötigen. Grundsätzlich solltest du beim Kochen und Erhitzen beachten: so kurz wie möglich, nicht zu heiß, und nimm bei Gemüse nicht zu viel Wasser.

7. Rüste dich für unterwegs und auf Reisen

Eines dürfte dir inzwischen klar geworden sein: Je mehr du auswärts isst, desto mehr gibst du die Kontrolle über deine Ernährung ab. Denn je mehr du auswärts isst, desto unnatürlicher wird deine Auswahl, desto mehr Zusatzstoffe nimmst du zu dir und desto schwieriger wird es für dich, dein Ziel zu erreichen. Egal ob du mehr Energie haben willst, wacher sein möchtest, leistungsfähig oder schlanker. Dir dein eigenes Essen zuzubereiten ist und bleibt das Kernstück einer gesunden Lebensweise. Dennoch gehe ich davon aus, dass du immer wieder auch auswärts isst. Du bist nun mal viel auf Achse, hast Geschäftsreisen oder Geschäftsessen. Es gibt Catering bei Veranstaltungen, auf denen du bist – und auch privat bist du immer wieder mit einem üppigen Angebot konfrontiert und mit Einladungen ins Restaurant. Wie du das Allerbeste daraus machst und was die kleineren Übel sind, erfährst du in den nächsten Abschnitten.

Essen und Fliegen

Flugreisen sind etwas für Fortgeschrittene, wenn es um gesunde Ernährung geht. Flughäfen sind ohnehin kleine Parallelwelten. Ich bin in den letzten Jahren sehr häufig Kurz- und Mittelstrecke geflogen und habe mir die Flughäfen sehr genau angeschaut. Und nicht nur im Flughafen, sondern vor allem auch an Bord solltest du deinem Plan treu bleiben und auf die Frage »Süß oder salzig?« mit »Nein, danke« antworten. Das ist ganz schön schwer, weil wir im Flugzeug nichts zu tun haben und uns freuen, wenn uns jemand Aufmerksamkeit schenkt und wir etwas kostenlos kriegen. Bei einigen Airlines musst du inzwischen glücklicherweise selbst für den Snack etwas zahlen. Vielleicht hilft dir das, Nein zu sagen. Mir fällt es nicht schwer, wenn ich mir anschaue, was zur Auswahl steht: aus der süßen Abteilung ein Schokoriegel, Mini-küchlein oder ein gezuckerter Müsliriegel. Aus der salzigen: pappiges Weißmehlsandwich, Salzstangen oder Cracker. Das eine voller Transfette, das andere voller Zucker und Fett. Ich saß einmal im Flieger nach München und neben mir eine freundliche, korpulente Dame. Sie konnte sich bei der Süß-oder-salzig-Frage schwer entscheiden. Als ich dann dran war, nahm ich einen Snack an. Und zwar den, auf den die Dame verzichtete. Den bekam sie dann von mir geschenkt. Wie heißt es immer so schön? Jeden Tag eine gute Tat.

Wie kannst du dich für Flugreisen optimal wappnen? Natürlich mit einem besonders geschickten Mealprep, denn im Flieger bist du etwas eingeschränkt. Dein Mealprep sollte nicht viel Platz wegnehmen, und es sollte haltbar sein, da du an Bord natürlich keine Kühlmöglichkeit hast. Nächste Herausforderung: Im Handgepäck sind keine Flüssigkeiten über 100 ml erlaubt. Leider gelten auch Joghurts, Quark und Eintöpfe als Flüssigkeiten. Damit kommst du nicht durch die Sicherheitskontrollen.

Trotzdem solltest du natürlich gerade auf Flugreisen viel trinken. Wir neigen dazu, das Trinken unterwegs zu vernachlässigen, weil wir voll damit beschäftigt sind, von A nach B zu kommen, den Koffer abzugeben, das Gate zu suchen, usw. Die Luft an Bord eines Flugzeugs ist aber sehr trocken, sie beträgt zum Teil unter 20 Prozent Luftfeuchtigkeit. Zum Vergleich: Die Luftfeuchtigkeit im Raum Berlin liegt sogar im Sommer bei um die 70 Prozent.

Mein erster Tipp lautet also: Sei mit ausreichend Wasser ausgestattet. Wenn dir die Getränke im Flugzeug zu teuer sind, nimm einfach eine Trinkflasche mit. Ich beginne immer schon auf dem Weg zum Flughafen viel zu trinken. Ich versuche meine Trinkflasche bis zur Sicherheitskontrolle auszutrinken. Sollte ich das nicht schaffen, kippe ich den Rest weg. Mit der leeren Flasche gehe ich durch die Kontrolle und fülle sie am nächsten Wasserhahn wieder auf. In südlichen Ländern geht das natürlich nicht; da musst du dir wegen des Chlorgehalts Flaschenwasser kaufen.

Du kannst für eine Flugreise dein normales Mealprep in Boxen mitnehmen. Ich packe meine Mahlzeiten an Bord meistens jedoch nicht so gerne aus. Ich weiß auch nicht genau, warum, es ist alles so eng, und ich fühle mich so gequetscht nicht wohl. Ich beschränke mich bei kürzeren Flügen auf gesunde Snacks und besonders Unkompliziertes. Dinge, die ich nach Möglichkeit mit der Hand essen kann.

Ganz weit vorne auf der Beliebtheitsskala steht bei mir auch hier das hart gekochte Ei. Super ist auch ein belegtes Brot. Nicht originell und überraschend, aber einfach klassisch gut. Ich wähle Vollkorn- oder Eiweißbrot, dazu gibt es wenig Butter, Putenbrust und manchmal eine Scheibe Käse. Achte gerade hier wieder auf den hohen Vollkornanteil wegen der sättigenden Ballaststoffe.

Und auch an Bord ist Gemüse King. In Windeseile hast du zu Hause etwas Gurke, Paprika und Tomaten klein geschnitten und in einen Behälter gefüllt. Wenn es besonders einfach und schnell gehen soll, empfehle ich dir Snackgemüse, das du in einigen Supermärkten, sogar Discountern bekommst. Es ist eigentlich für Kinder gedachtes Minigemüse, schon verzehrfertig. Also mich begeistert das auch als Erwachsene.

Beim Obst wird es wieder anspruchsvoller, sobald du mehr als nur einen Apfel essen möchtest, den du einfach immer in deine Tasche werfen kannst. Alles andere, etwa Nektarinen oder Birnen, ist schnell zerdrückt oder muss erst geschält werden, was an Bord ungemütlich ist. Und eine Banane, je nachdem wie reif sie schon ist, kann schnell braun werden, wenn sie zwei Stunden im dunklen Rucksack liegt. Du kannst natürlich auf diese Boxen zurückgreifen, die wie eine Banane geformt sind, damit sie exakt reinpasst.

Ich kann dir für Reisen auch Trockenfrüchte empfehlen. Ewig haltbar und müssen nicht gekühlt werden. Und wenn du das Trockenobst nicht aufisst, hast du noch etwas für die Rückreise. Auch für Reisen mit Kindern ist das praktisch, weil es niemals kleckert und tropft. Nimm dir ruhig auch einen zuckerreduzierten Müsli- oder Eiweißriegel mit.

Wenn du mehr der salzige Typ bist, probiere es doch mal mit Gemüsechips. Allerdings musst du da sehr genau auf die Packung gucken: Die durchschnittlichen Gemüsechips sind leider frittiert und somit nicht besser als Kartoffelchips; damit hast du nichts gewonnen. Ich entdecke aber immer wieder auch gesunde Gemüsechips. Kürzlich erst habe ich Süßkartoffelchips in einer

Drogerie entdeckt, komplett ohne Zusätze. Es handelte sich lediglich um getrocknete Süßkartoffelstücke, und das ist genial.

Da du jetzt Profi darin bist, die Zutatenliste zu lesen und zu verstehen, wird es dir nicht schwerfallen, auch bei Gemüsechips gute von schlechten zu unterscheiden. Besonders in Bioläden hast du diesbezüglich meistens eine größere Auswahl. Du solltest aber auf dem Schirm haben, dass diese Snacks meistens gesalzen sind. Wenn du deine Salzbilanz jedoch im Auge behältst, machst du für eine Flugreise mit etwas Gesalzenem nicht allzu viel falsch. Auch immer passend ist eine Packung Studentenfutter oder eine andere Nuss-Frucht-Mischung.

Langstrecke fliege ich nie. Klar ist, dass dann Trockenobst und ein Apfel nicht ausreichen. Bei so einem langen Flug solltest du aber definitiv dein Essen online vorbestellen. Versuche hier wenigstens die absoluten Killer zu meiden: Frittiertes und Paniertes, alles mit Knusperhülle, meide außerdem, so gut es geht, Soßen und Dressings. Worauf du bei der Bestellung achten solltest, erfährst du im Kapitel über Restaurant- und Kantinenessen. Häufig sind die vegetarischen und glutenfreien Gerichte an Bord häufig kalorienärmer. Auch hier gelten die Regeln von Punkt 2 im 10-Punkte-Plan, der Organisation. Kümmere dich rechtzeitig um diese Dinge, damit du eine Wahl hast und die größtmögliche Kontrolle behältst.

Ich habe in den letzten Jahren mit Begeisterung beobachtet, dass es an den Flughäfen, genauso wie an

Bahnhöfen, immer mehr Fresh-Food-Stände mit Gemüse, Obst und Joghurts gibt. Die Zeiten, in denen wir an den Terminals nur die Wahl zwischen McDonald's und KFC hatten, sind wirklich vorbei, sogar in der Fish-&-Chips-Nation England. London hat mich in den letzten Jahren sehr positiv überrascht, was die Auswahl an Clean Food betrifft. Und ob du in Berlin, München, Frankfurt, Wien, Amsterdam oder Barcelona abhebst – Salate und Obstbecher bekommst du dort überall. Oft bekommst du auch Porridge oder Haferflocken mit Joghurt oder Quark und Obst, Stückobst und Vollkornprodukte. Wraps sind übrigens meist die kalorienärmere Alternative zu belegten Sandwiches, da der Anteil an Weißbrot geringer ist. Allerdings werden Wraps auch gerne in ungesunden Soßen ertränkt. Ich nehme mir so oder so meistens mein Essen mit, auch weil ich keine Lust habe, am Flughafen für einen Apfel zwei Euro fünfzig zu bezahlen.

Ein besonderes Kapitel

Ich möchte dir jetzt eine sehr persönliche Geschichte erzählen, die in dieses Buch nirgendwo so richtig reinpasst und hier definitiv einen Bruch darstellt. An sie muss ich aber immer denken, wenn ich fliege. Und da wir gerade gedanklich am Terminal sind, erzähle ich sie dir jetzt.

Es geht um eine Zeit in meinem Leben, in der ich mich total verlor. In der die Essstörung vermeintlich aus dem Nichts kam und begann mein Leben zu kontrollieren. Es war Herbst 2013, und alles begann mit einer Reise in die Türkei. Ich habe dir schon von dem Fitnesscamp erzählt, in das ich jedes Jahr geflogen bin. In jenem September hatte ich gerade meine längste Hungerphase für die Strandfigur hinter mir, und im Hotel bekam ich, abgemagert wie ich war, meine ersten Fressattacken. Davon habe ich dir schon erzählt. Doch die Geschichte geht weiter.

In meiner Zerrissenheit, mitten im Kampf gegen mich und meinen Körper, lernte ich im Urlaub einen Mann kennen. Er haute mich total um, aber natürlich tat er mir überhaupt nicht gut. Nennen wir ihn den Holländer. Mit dem heutigen Abstand weiß ich, dass ich in meiner damaligen Verfassung nur jemanden wie ihn anziehen konnte. Ich bin davon überzeugt, dass Begegnungen nie Zufälle sind und andere Menschen uns immer eine aktuelle Herausforderung in unserem Leben spiegeln.

Der Holländer kam aus einer Kleinstadt nahe Eindhoven, war ein paar Jahre jünger als ich und hatte es faustdick hinter den Ohren. Unfassbar attraktiv, blond und durchtrainiert – und dann noch dieser charmante holländische Akzent. Er war ein aufgeschlossener, unkomplizierter und zuvorkommender Mensch, perfekt für einen Urlaubsflirt, gleichzeitig ein wahrer Egomane, der den Begriff Selbstliebe definitiv zu wörtlich nahm.

Er gesellte sich spontan zu unserer Fitnessparty am Strand, wo ich ihm in die Arme lief. Es war sofort um uns geschehen, und wir tranken und knutschten. Was ich nicht wusste: Währenddessen lag seine Freundin beleidigt im gemeinsamen Hotelzimmer, denn die beiden hatten sich gestritten. Er faselte irgendwann etwas von offener Beziehung, was natürlich glatt gelogen war.

Ich verfiel diesem Mann total, und wir flirteten die nächsten Tage weiter. Während seine Freundin sich am Pool sonnte, steckte er mir seine Kontaktdaten zu. Er sagte, wir könnten uns hier im Hotel nicht weiter sehen, aber er melde sich, wenn er zu Hause sei. Ich glaubte nicht daran, doch er hielt tatsächlich sein Wort. Wir schrieben uns jeden Tag.

Das Lügenspiel zermürbte mich, doch ich konnte es nicht lassen. Ich flog zu ihm nach Holland. Drei Tage lang war er offiziell auf Geschäftsreise und ich an meinem seelischen Tiefpunkt. Es war die schrecklichste und gleichzeitig aufregendste Zeit meines Lebens. Ein dreitägiger Roadtrip wie aus einem Film, den ich niemals vergessen werde.

Wir kannten uns kaum, aber waren wie ein lang eingeschworenes Team und fühlten uns frei. Ich suchte Geborgenheit und Halt im Außen, doch verwechselte Intensität mit echtem Tiefgang. Dort in Holland kam auch meine Essstörung richtig zum Vorschein. Alles hing mit allem zusammen.

Wir liefen durch Amsterdam, und ich erzählte, dass ich heute meinen Cheat Day mache und mir richtig was gönnen werde. Der Holländer machte Bodybuilding und kannte kontrolliertes Essen. Ich weiß noch genau, wie wir stundenlang durch die Altstadt liefen und ich alle 30 Minuten in ein anderes Café wollte, um mir Kuchen auszusuchen. Abends kifften wir, was meinen Fressflash weiter verstärkte. Ich aß im Gehen eine Tafel Schokolade innerhalb von fünf Minuten auf und entschuldigte mich andauernd dafür. Selbst so benebelt hatte ich andauernd Angst, mich falsch zu verhalten und nicht zu genügen.

Auf dem Weg zu McDonald's aß ich noch einen Crêpe. Später erzählte mir der Holländer, dass er zu diesem Zeitpunkt merkte, dass ich total essgestört war. Er sei darüber schockiert gewesen, was ich alles in mich hineinstopfen konnte, sagte aber nichts, um die Stimmung nicht kaputt zu machen. Er löste es auf seine Art und nahm mich mit in eine Bar. Damit ich endlich aufhörte zu essen, bestellte er Tequila Shots.

Die erste Nacht verbrachten wir in Amsterdam, die zweite irgendwo im Nirgendwo. Ich hatte keinen Schimmer, wo ich war und wo das enden sollte, aber das war mir auch völlig egal, denn ich wollte nicht, dass es endete.

Der Holländer überraschte mich mit einer Suite und eigener Sauna und hatte harte Drogen dabei. Schon in Amsterdam zog er nach dem Frühstück Kokain. Ich hatte so etwas noch nie gesehen. Mir bot er gar nicht erst etwas an. Er sagte: »Weil du sofort süchtig danach wirst, so wie du drauf bist.« Alles klar. Er passt auf mich auf, dachte ich und fühlte mich so geborgen wie lange nicht mehr.

Er hatte noch etwas anderes dabei, kristallines MDMA, also reines Ecstasy. Und meine Sehnsucht nach Glückseligkeit war stärker als meine Angst. Ich höre ihn heute noch sagen: »That's a good dose.« Gute Dosis.

Wir tanzten, hörten Musik, feierten uns selbst, hatten Filmrisse und kriegten nicht mehr mit, dass wir seit Stunden in der Sauna lagen. Wir hatten sie vorher auf

50 Grad runtergedreht. Ich war begeistert, halluzinierte, und sein Gesicht verzerrte sich unnatürlich, während er mit mir sprach. Irgendwann konnte ich meine Gliedmaßen nicht mehr kontrollieren. Mein Arm krampfte wie bei einem Spastiker, doch ich fand es nicht bedrohlich, sondern total witzig. Auch dass ich nicht mehr richtig sprechen konnte. Wir brauchten mehrere Anläufe, um im Handy die richtige Musik auszuwählen, weil wir die Tasten nicht mehr trafen. Kurzum, ich drehte mit diesem Typen völlig durch, und wir machten einfach immer weiter, bis das Zeug alle war. Ich lachte und weinte im Wechsel, vor Glück und Schmerz. Es war so befreiend! Denn als ich nur noch bunte Bilder sah, scheinbar voll im Moment lebte und nur noch Schwachsinn von mir gab, hörte endlich der Kampf gegen mich selbst auf, der innere Kritiker verstummte. Am Ende war es die Selbstablehnung, die dazu führte, dass ich nicht gut zu mir war. Dass ich mir die falschen Männer auswählte, mich mit Junkfood vollstopfte und den Exzess suchte.

Am nächsten Tag traf mich die Realität hart. Der Holländer bemühte sich sehr um mich. Er ließ das gesamte Frühstückangebot des Hotels auf unser Zimmer servieren, da er nicht wusste, was ich gerne mochte, doch mir war nicht nach Romantik. Wir stritten uns; ich begann hysterisch zu weinen, weil ich nicht ins Auto steigen wollte. Wir hatten 300 Kilometer Fahrt vor uns, waren aber natürlich nicht fahrtauglich. Ich hatte plötzlich diesen klaren, vernünftigen Moment, in dem ich dachte: Was zum Henker mache ich hier eigentlich? Wo bin ich?

Wer ist dieser Typ? Es erschütterte mich zutiefst, dass mir der Drogentrip so gut gefallen hatte, so dass ich später in Berlin die anonyme Drogenberatung anrief und fragte, was ich jetzt tun solle.

Ich stieg damals nicht ins Auto, sondern nahm die Bahn und musste fünfmal umsteigen, bis ich endlich den Flughafen Eindhoven erreichte. Spätabends alleine am Flughafen begann mein erster wirklich schwerer Fressanfall. Und diesmal gab es kein verführerisches Buffet. Ich sehe die Bilder heute noch vor mir, ich allein im großen, verlassenen Terminal. Ich wurde regelrecht panisch, weil ich Essen brauchte und nicht verstand, warum. Ich musste mir in regelmäßigen Abständen Sandwiches, Kuchen und Schokoriegel kaufen. An Bord des gerade mal 50-minütigen Fluges bestellte ich einen weiteren Snack, und am Flughafen Schönefeld angekommen, kaufte ich den nächsten Riegel. Am S-Bahnhof zog ich etwas aus dem Automaten. Zu Hause angekommen, machte ich mich in meiner Küche über alles her, was ich fand. Brot, Käse, trockene Haferflocken. Ich aß nicht, ich fraß. Ohne Sinn. Ich stopfte mich so voll, dass ich mir wünschte zu erbrechen, doch es passierte nichts. Mir war so elend, dass ich nicht mehr stehen und aufrecht sitzen konnte. Ich lag auf dem Küchenboden und wimmerte wie ein misshandeltes Tier. Ich hatte mich selbst misshandelt.

Ein paar Wochen später, einen Tag bevor ich als Journalistin auf einem riesigen Ärztekongress arbeiten sollte, bekam ich einen Nervenzusammenbruch und konnte nicht mehr aufhören zu weinen. Ich wählte die Nummer einer psychiatrischen Tagesklinik und wies mich selbst ein. Dem Ärzteteam des Kongresses (zynischerweise waren es Psychiater) schrieb ich eine E-Mail: »Sehr geehrte Damen und Herren, es tut mir unendlich leid, dass ich Sie hängen lasse. Zuverlässigkeit und Professionalität stehen bei mir an erster Stelle. Dies ist nicht meine Art, und ich kann verstehen, wenn Sie künftig nicht mehr mit mir arbeiten wollen. Doch ich habe im Moment keine Kraft mehr. Wenn es jemand versteht, dann Sie. Herzliche Grüße aus der Klinik. Ihre Sarah Tschernigow«.

Ich blieb zwei Wochen in der Psychiatrie und verbrachte dort meinen 30. Geburtstag. Wegen depressiver Züge und einer akuten Krise wurde ich auf Medikamente eingestellt, die ich noch etwa zwei Jahre nahm. Heute bin ich dankbar dafür, denn sie konnten mich in der schweren Zeit stabilisieren. Der Klinikaufenthalt hat mir damals auch vor Augen geführt, wie ich nicht enden will. Es gab einen jungen, schwer depressiven Mann in unserer Gruppe, der mit Mitte 20 schon sein halbes Leben in Kliniken verbrachte, da er nicht mehr in der Lage war, sich selbst zu versorgen. Er konnte seinen Tag einfach nicht strukturieren und schaffte es manchmal nicht, sich ein Brot zu schmieren.

Als ich das sah, erwachte wieder die Kämpferin in mir. Ich wollte es schaffen und war fest entschlossen. Ich ging regelmäßig zur Therapie und begann zu meditieren. Es ging bergauf, aber es war längst noch nicht alles gut. Noch fast zwei Jahre lang hatte ich phasenweise schwere Fressanfälle. Ich traf den Holländer noch dreimal, bevor wir uns endgültig trennten. Auch ohne ihn gab es noch viele exzessive Nächte.

2015 trat ich einer Selbsthilfegruppe für Essgestörte bei. Nur mein damaliger Freund und mein Therapeut wussten davon. Ich saß im Kreis mit Magersüchtigen, mit Bulimikerinnen und Normalgewichtigen, denen man ihre Störung nicht ansah. Ich begriff dort eins: Wir alle hatten, so unterschiedlich wir auch waren, das gleiche Problem: Keine Selbstliebe. Wir lehnten uns selbst ab.

Jeder Mensch, das ist heute meine feste Überzeugung, der über Jahre mit seinem Gewicht kämpft, von einer Diät zur anderen läuft, sein Essen das ganze Jahr über bis aufs Gramm abwiegt, Angst vor Kohlenhydraten hat, süchtig nach Süßigkeiten ist, nicht mehr aufhören kann zu essen – trägt einen inneren Kampf mit sich selbst aus. Denn in Wahrheit ist gesundes Essen ein natürlicher und sehr simpler Prozess, den wir nur verlernt haben. Wir vertrauen unserem Körper nicht mehr und finden Ausreden wie »keine Zeit« und »Stress«, die rechtfertigen, dass Essen zum Problem im Alltag wird. Wenn wir mit uns in Balance sind und wieder mehr in uns hineinhören, funktioniert der Rest fast von selbst. Sobald wir innerlich stabil sind, hören wir damit auf, Emotionen über Essen zu regulieren.

Die schwere Krise damals, die Depression, die Affäre, die Drogen, die massiven Fressanfälle – all das spiegelte mein unaufgeräumtes Innenleben wider. Von außen betrachtet war ich eine erfolgreiche Frau, die wusste, was sie wollte. Doch ich fühlte mich immer zu dick, nicht gut genug und nicht liebenswert.

Ich durfte später die wundervolle Erfahrung machen, dass es keinerlei Diät und Kalorienzählen braucht, um schlank und fit zu sein, sondern nur inneren Frieden. Den ich natürlich noch lange nicht gefunden habe; das ist eine Lebensaufgabe. Aber heute bin ich balancierter und zufriedener mit mir, habe bessere Menschen in meinem Leben, und auch das Essen funktioniert. Wenn ich übermüdet und gestresst bin, merke ich manchmal noch den Drang zu essen, aber es gibt schon lange keine Orgien mehr.

Glaube mir, du brauchst keine Cheat Days, wenn du in Balance bist. Du brauchst dich auch nicht zu kasteien und zu irgendetwas zu zwingen, wenn du in Balance bist. Denn dann kannst du ein Stück Kuchen essen, ohne dass du es übertreibst. Ganz einfach weil es reicht und du gut zu dir sein wirst. Wenn du mit dir selbst zurechtkommst und dich liebst, dann bist du auch gut zu deinem Körper. Dann willst du ihm Dinge geben, die ihn nähren und gesund halten.

Ich bereue nichts. Vermutlich wäre ich ohne all diese Erfahrungen nie Ernährungscoach geworden, hätte nie meinen Podcast begonnen und schon gar nicht dieses Buch geschrieben. Und allein deshalb bin ich unendlich dankbar für diese Zeit. Ich hoffe, auch du kannst etwas für dich daraus ziehen. Ich verspreche dir, der nächste Abschnitt wird wieder leichter zu verdauen sein. Vielleicht aber machst du an der Stelle eine kurze Pause und stellst dir mal ganz ernsthaft die Frage: Wie sehr liebst du dich? Kannst du zu dir sagen: »Ich mag mich«? Einer meiner Coaches gab mir das mal als Hausaufgabe. Ich sollte es jeden Morgen laut aussprechen, wenn ich vor dem Spiegel stand. Zu Beginn verspürte ich Widerstand, heute fällt es mir leicht.

Bäcker und Bahnhof

Spulen wir wieder ein paar Jahre vor und kommen in die Gegenwart von Millionen Deutschen, die zur Arbeit pendeln und sich an Bahnhöfen aufhalten. Ob auf dem Weg in den Urlaub oder auf Geschäftsreise: An einem Bahnhof wirst du definitiv nicht verhungern. Leider ist das Angebot dort geradezu prädestiniert für schlechte Morgenrituale. Vielleicht kennst du auch diesen Start in den Tag: Du läufst schon völlig gehetzt aus dem Haus, weil du einmal zu viel die Schlummertaste gedrückt hast, und stehst nun ohne Frühstück, geschweige denn Mealprep da. Die Bahn um 7 Uhr 12 kannst du gerade noch so erwischen. In der Bahnhofshalle gibt es dann alles für Menschen, die keine Zeit haben. Da triffst du all deine Leidgenossen in der Schlange vorm Bäcker.

Zahlreiche Ketten von hochpreisig bis Discounter konkurrieren um deine Gunst, mit Frühstücksangeboten wie einem Latte Macchiato plus Schokocroissant für nur 3,99 Euro. Oder wie wär's mit einer Laugenbrezel mit Butter und Schnittlauch? Bis 8 Uhr zwei für den Preis von einer. Schnäppchen randvoll mit Zucker, Transfetten und den Kalorien einer vollen Mahlzeit, bei gleichzeitiger Nährstoffarmut.

Ich kenne diese Verlockungen besonders gut aus einer Zeit, in der ich für meinen Job zwischen Berlin und Leipzig hin und her pendelte. Streng genommen pendelte ich zwischen drei Städten: meiner Heimat Berlin, meiner Zweitwohnung in Leipzig und meiner zweiten Arbeitsstelle in Halle an der Saale, wo ich für den Mitteldeutschen Rundfunk tätig war. Ich verbrachte viel Zeit in der Bahn. Daher weiß ich auch genau, dass die Einkäufe am Bahnhof schnell nichts mehr mit »ab und zu« und »nur heute« zu tun haben, sondern sich rasch zu einem festen Ritual manifestieren, ohne dass man es mitbekommt.

Am wunderschönen Leipziger Hauptbahnhof, meinem täglichen Umsteigepunkt, gab es für mich viel zu entdecken. Bäckerketten, die ich aus Berlin nicht kannte, waren besonders interessant für mich. Ich glaube, unterbewusst suchte ich auch ein Stück neues Heimatgefühl. Und das funktionierte sehr gut mit einem Morgenritual.

Es dauerte nicht lange, da hatte ich einen neuen Stammbäcker ausfindig gemacht. Jeden Morgen um kurz vor 7 Uhr kaufte ich mir dort einen frischen, noch warmen Mohnzopf und einen mittelgroßen Cappuccino. Nach einer Woche kannten mich die Verkäuferinnen und fragten »Wie immer?«, und schon fühlte ich mich heimisch.

Ich nutzte meine Bonuskarte und ließ sie fleißig abstempeln. Du kennst das Prinzip: Nach 10 Stempeln bekommst du ein Getränk deiner Wahl kostenlos. Der elfte Cappuccino war dann natürlich extragroß, war ja kostenlos.

Ich erzähle dir das deswegen so ausführlich, um dir zu verdeutlichen, dass es bei den Bahnhofsbäcker-Ritualen auf dem Weg zur Arbeit nicht ausschließlich darum geht, Hunger zu stillen. Auch wenn wir uns dessen nicht bewusst sind, geht es dabei viel um Struktur und um die Ordnung des Alltags, um Wohlbefinden und Sicherheit. Unser Gehirn mag immer gleiche Abläufe, wie ich schon ganz am Anfang erklärt habe. Es ist evolutionsbiologisch auf Wiederholung und Autopilot getrimmt. Dinge zu hinterfragen und womöglich tagtäglich neu auszuhandeln – das strengt uns an, weil es unser Gehirn Energie kostet. Als wir noch Steinzeitmenschen waren und in permanenter Gefahr lebten, von einem Mammut attackiert zu werden, konnten wir nur überleben, wenn wir reflexartig richtig handelten. Keine Zeit für Diskussionen, ob ich jetzt wegrennen soll oder doch nicht. Nur wer sofort richtig reagierte, konnte überleben.

Zum Glück haben wir diese Probleme heute nicht mehr und können unseren Verstand einsetzen, ohne dass wir Gefahr laufen zu sterben. Trotzdem lieben wir gewohnte Abläufe, da sie unseren Tag strukturieren und dafür sorgen, dass wir effizient arbeiten und produktiv sind. Hinzu kommt, dass wir uns gerne morgens auf dem Weg zur Arbeit etwas Gutes tun wollen. Unserem Körper tun wir mit dem Kleister aus dem Backautomaten zwar überhaupt nichts Gutes, aber dafür unserer Seele. Nach einer Studie von 2016, die vom Bundesarbeitsministerium gefördert wurde, ist fast jeder Zweite in Deutschland mit seinem Job unzufrieden. Wie schön ist es dann, sich jeden Morgen auf den leckeren Mohnzopf und den cremigen Cappuccino zu freuen und nicht zuletzt auf die freundliche Verkäuferin, die uns scheinbar schon erwartet und genau weiß, was wir jetzt brauchen.

Wenn ich einen besonders anstrengenden Tag vor mir hatte oder so gar keine Lust zu arbeiten, das Wetter eklig war und meine Laune im Keller, dann kam es nicht selten vor, dass ich mir morgens gleich zwei Teilchen kaufte. Eins für unterwegs, das andere fürs Büro. Ich wollte mir bessere Laune verschaffen und den Genuss des leckeren Essens in die Länge ziehen. Solche Rituale haben eine wahnsinnige Kraft und Bedeutung für uns und sind schwer wieder abzulegen.

Was heißt das jetzt für dich? – Wie so oft auch in diesem Buch, wenn es darum geht, die Ernährung umzustellen, musst du erst mal deine eingeschlichenen Rituale erkennen.

Frage dich:

Welche Morgenrituale habe ich auf dem Weg zur Arbeit?

Wie oft kommt es vor, dass ich ohne Frühstück aus dem Haus gehe?

Wie oft kaufe ich mir unterwegs etwas auf die Hand?

Ist es immer das Gleiche im gleichen Laden?

Habe ich einen Stammbäcker oder Stammimbiss?

Solltest du auch bei dir wiederkehrende Muster erkennen, könnte es sein, dass sich dieses fiese Morgen-Bäcker-Ritual bereits eingeschlichen hat. Du erkennst es daran, dass du regelmäßig, das heißt mehr als einmal in der Woche, denselben Laden aufsuchst. Das gilt im Übrigen nicht nur für den Bäcker morgens, sondern auch für den Imbiss nach Feierabend oder den Coffee Shop in der Pause.

Egal wie gut du strukturiert und auf den Tag vorbereitet bist, es wird immer wieder Momente geben, in denen du verschlafen hast, morgens zu langsam bist, dich mit der Zeit verkalkuliert hast oder in denen irgendetwas dazwischenkommt und deine Pläne durchkreuzt. Wichtig ist, dass du dann am Bahnhof klug handelst und Teilchen vom Bäcker und belegte Brötchen meidest. Was also kannst du dir halbwegs Gesundes am Bahnhof kaufen?

Lösung 1: Suche Fresh Food
Inzwischen gibt es an vielen Bahnhöfen Stände mit Fresh Food. Damit meine ich Essen, das vor allem aus (halbwegs) naturbelassenen Lebensmitteln wie Gemüse und Obst besteht. Es sind Dinge, die du natürlich längst kennst und sicher auch schon oft gesehen hast: Salate und Obst. Von mir aus auch mal ein fertiger Joghurt mit Obst. Und glücklicherweise haben selbst Bäckerketten immer häufiger solche Dinge im Sortiment. Ein handelsüblicher Obstbecher mit 250-g-Portion hält definitiv länger vor als ein Weißmehlbrötchen.

Noch besser wäre es, du greifst auf noch weniger Zucker, also zum Beispiel einen Salat zurück oder auf Gemüsesticks. Auch Bäcker-Discounter haben neben einer gigantischen Auswahl an Schrott tatsächlich oft ein paar wenige, dafür richtig gesunde, nahezu unbehandelte Lebensmittel im Sortiment – etwa einen Becher mit Gemüsesticks to go, also Möhren und Gurken in Streifen. Und erst kürzlich entdeckte ich bei so einem Shop sogar eine Schale mit hart gekochten Eiern. Und es war nicht Ostern! Hart gekochte Eier sind, wie bereits im Mealprep-Kapitel beschrieben, ein idealer Sattmacher für unterwegs, da sie aus Eiweiß und Fett bestehen. Allerdings handelt es sich hier sicherlich nicht um Qualitätseier.

Wenn du morgens nicht gerne viel isst, aber Power brauchst, kannst du auch nach einem Stand Ausschau halten, an dem du dir Smoothies mixen lassen kannst. An größeren Bahnhöfen wirst du auf jeden Fall fündig. Allerdings empfehle ich dir, einen Smoothie zu nehmen, der hauptsächlich aus Gemüse besteht, um deine Zuckerbilanz – im wahrsten Sinne des Wortes – im grünen Bereich zu halten. Wenn Smoothies frisch gemixt werden, kannst du meist Wünsche äußern und dabei auf einen hohen Gemüseanteil achten.

Lösung 2: Suche einen Supermarkt
Anstatt zum Bäcker zu gehen, schau mal, ob du einen Supermarkt findest. Selbst kleinere Bahnhöfe haben häufig einen SPAR Express, REWE City oder einen Kiosk oder Spätkauf, an dem du nicht nur Schokoriegel bekommst.

Im Supermarkt holst du dir die maximale Kontrolle über dein Essen zurück, da hier die Wahrscheinlichkeit hoch ist, dass du Clean Food bzw. verpackte Nahrungsmittel bekommst, deren Zutatenliste du anschauen kannst. Im Supermarkt kannst du dich beispielsweise mit Stückobst, Gemüse, Nüssen oder Putenbrustaufschnitt versorgen. Letzteres ist zehnmal besser als eine fettige BiFi.

Es ist kein Weltuntergang, und dein Ernährungsvorhaben wird nicht sofort scheitern, weil du dir ab und zu »in der Not« im Bahnhofs-Supermarkt ein Fertigessen kaufst. Aber beachte wenigstens die Packungsrückseite und wähle beispielsweise statt einem herkömmlichen Müsliriegel einen zuckerreduzierten. Du kannst dir auch einfach den fertigen Heidelbeerjoghurt sparen und stattdessen einen Naturjoghurt mit frischen Beeren mixen. So reduzierst du unnötigen Zuckerkonsum und hast eine gute Chance, deine Tageskalorien- und Nährstoffbilanz einzuhalten, obwohl du verschlafen hast, spät dran warst oder einfach zu müde, um dir zu Hause etwas vorzubereiten.

Lösung 3: Wähle das besser belegte Brötchen
Wenn du unbedingt ein belegtes Brötchen essen möchtest, empfehle ich dir, auch das im Supermarkt zu kaufen, nämlich in seine einzelnen Komponenten zerlegt: ein trockenes Brötchen, dazu den Belag. Vielleicht überzeugt dich der folgende Vergleich:

fertig belegtes Brötchen vom Bäcker	vs. selbst belegtes Brötchen
1 Mehrkornbrötchen 180 kcal	1 Mehrkornbrötchen 180 kcal
dick Butter 71 kcal	Kräuterquark 34 kcal
Remoulade 89 kcal	Käseaufschnitt leicht 91 kcal
Käse Vollfett 118 kcal	
gesamt: 458 kcal bei 30 g KH, 27 g Fett, 13 g EW	gesamt: 305 kcal bei 30 g KH, 10 g Fett, 17 g EW

Durch die selbst belegte Variante sparst du ein Drittel der Gesamtkalorien und reduzierst vor allem deine Fettzufuhr (aus fast nur gesättigten Fetten) sogar um fast zwei Drittel! Wenn du Quark statt Butter wählst, erhöhst du außerdem deine Eiweißzufuhr. Noch besser: Du nimmst statt Brötchen ein Vollkornbrot (auch das gibt es im Supermarkt fertig geschnitten), denn dann isst du zusätzlich jede Menge Ballaststoffe, die dich satt halten. Viel länger als ein normales Brötchen! Sowieso ist das belegte Vollkornbrot eins der schnellsten und sättigendsten Mealpreps ohne Kochen.

Natürlich ist der Bäcker bequemer, weil du deine Mahlzeit fertig auf die Hand bekommst und nichts mehr tun musst. Schnelle Lösung, *the quick fix.*

Doch frage dich an dieser Stelle: Was ist dein Ziel? Du möchtest womöglich abnehmen, dich gesünder ernähren, mehr Power für deinen Tag haben ... Lohnt sich da nicht der minimale Mehraufwand von zwei Minuten?

Ich gebe zu, dass es umständlich bis unmöglich ist,

sich am Bahnhof ein Brot oder Brötchen zu schmieren. Ich löse dieses Problem in solchen Situationen damit, dass ich den Weg ohne Frühstück aushalte, mir die einzelnen Komponenten mit zur Arbeit nehme und mir mein Brötchen dort in der Küche oder am Schreibtisch belege. Ist mein Hunger extrem groß und es erscheint mir unmöglich, die Bahnfahrt ohne Essen auszukommen, trinke ich besonders viel und esse eine Kleinigkeit wie einen Apfel, eine Handvoll Mandeln, eine Möhre oder ein hart gekochtes Ei. All diese Dinge bekommst du genauso schnell wie das Fertigessen. Idealerweise hast du Snacks wie Nüsse oder einen Apfel ohnehin dabei.

Was machst du nun, wenn es nur diesen einen Bäcker gibt? Manche Bahnhöfe sind so klein oder schlecht ausgestattet, dass du keine große Auswahl hast. (Eigentlich ein weiteres Argument für Mealprep!) In diesem Fall wähle beim Bäcker wenigstens das kleinste Übel. Wenn es nicht so voll ist, frag, ob sie dir ein Brötchen nach Wunsch belegen. Lass die Weißmehlbrötchen liegen und wähle das Brötchen mit dem höchsten Vollkornanteil. Lass die Remoulade weg und sag: »Bitte nur mit wenig Butter.« Und schließlich kannst du einen Belag wählen, der so naturbelassen wie möglich und gleichzeitig nicht übertrieben fettig ist. Statt Salami, Käse (beim Bäcker gibt es nur die Vollfettstufe) oder Hack, lass dir Putenbrust, Ei, Kräuterquark oder Kochschinken aufs Brötchen legen. Veganer kommen an dieser Stelle leider nicht sehr weit.

Lösung 4: Drogeriemärkte

Eine weitere Option: Such dir einen Drogeriemarkt. Auch die sind in den letzten Jahren überall wie Pilze aus dem Boden geschossen und an zahlreichen Bahnhöfen vertreten.

Diese Geschäfte haben ein wachsendes Sortiment an naturbelassenen und noch dazu biologischen Lebensmitteln. Vieles davon musst du noch zubereiten, aber einige Dinge eignen sich hervorragend als Snacks, um beispielsweise den Arbeitsweg ohne vernünftiges Frühstück zu überbrücken. Zum Beispiel Mais-, Reis- oder Dinkelwaffeln sind eine leckere Variante. Ich habe dort auch schon fertige Trinksuppen aus der Flasche entdeckt mit erstaunlich guten Nährwerten.

In Drogerien findest du außerdem eine große Auswahl an Fitness- und Fruchtriegeln. Aber Vorsicht! Viele dieser Produkte sind nur besser vermarktete Süßigkeiten voller Fett und Zucker. Viele achten bei den Fitness- und Eiweißriegeln nur auf den deklarierten Eiweißanteil. Aber sei bitte schlauer und wirf einen kurzen Blick auf die Zutatenliste und Nährwerttabelle. Statt Zucker sollten Süßungsmittel verwendet werden. Denk an die magische 10 aus Punkt 5: Der Zuckergehalt sollte auf jeden Fall niedriger als 10 g auf 100 g sein. Das Gleiche gilt für Fett.

Die Obstriegel (auch Fruchtschnitten genannt) sind im Idealfall vergleichbar mit getrocknetem Obst, wenn sie lediglich aus den verwendeten Obstsorten bestehen und keinerlei Industriezucker, Aromen oder Konservierungsstoffe enthalten.

Obst ist übrigens ein gutes Stichwort. Denn Trockenobst ist etwas, das du auch sehr gut in Drogeriemärkten bekommst. Dazu solltest du zwei wichtige Aspekte beachten.

Sei dir zum einen im Klaren darüber, dass Trockenobst zwar im Idealfall clean ist, aber dennoch sehr konzentrierten Zucker liefert. 100 g getrocknete Aprikosen sind viel zuckriger als 100 g frische Aprikosen. Das ist klar, weil dem getrockneten Obst das Wasser komplett entzogen wurde und damit fast nur noch der Zucker übrig bleibt. Das bedeutet wiederum, dass eine 100-g-Tüte locker 350 kcal hat. Solltest du Kalorien sparen wollen, sei mit Trockenobst sparsam. Umgekehrt: Wenn du zunehmen oder Muskeln aufbauen möchtest, sind Trockenfrüchte ein toller Powersnack für dich, gerne auch mal die doppelte Portion. Beachte: Ähnlich wie die Haribo-Tüte neben dem Laptop ist auch eine Tüte Mangostreifen schnell weggenascht. Allgemein finde ich Trockenobst eine tolle, viel gesündere Naschalternative zu klassischen Süßigkeiten, aber wie immer macht die Dosis das Gift.

Achte außerdem darauf, dass das Obst nicht extra gezuckert wurde und auf der Verpackung möglichst nicht »geschwefelt« oder der Begriff »Schwefeldioxid« in der Zutatenliste steht. Trockenobst wird fast immer geschwefelt, denn durch dieses Verfahren behält es seine intensive Farbe und sieht ansprechender aus. Das Schwefeln schadet deiner Gesundheit nicht, allerdings gehen einige Inhaltsstoffe verloren, und das muss ja nicht sein.

In Drogerien bekommst du auch verschiedene Nuss-mischungen und Studentenfutter. Diese sind oftmals preisgünstiger als im Supermarkt, wobei es auch dort inzwischen gute No-Name-Produkte gibt. In Droge-riemärkten bekommst du außerdem oft recht günstig Nussmus: Cashew-, Mandel- oder Erdnussmus (nicht zu verwechseln mit Erdnussbutter). Diese Produkte sind clean, da sie lediglich aus den pürierten Nüssen bestehen. Sie sind gleichzeitig absolute Fett- und Kalo-rienbomben, gehören aber zu den gesündesten Fetten, die du essen kannst, und im Vergleich zur Nuss-Nougat-Creme sparst du natürlich Zucker und andere von der Industrie zugesetzten Stoffe ein. Morgens etwas Nuss-mus aufs Brot, statt Nutella, oder 1 Löffel Cashewmus in die Haferflocken – ein Traum! Es schmeckt fantastisch und hält dich unglaublich lange satt. Wenn du allerdings irgendwann anfängst, Nussmus vor dem Fernseher zu löffeln wie Nutella, dann solltest du es lieber lassen. Da ich so ein Löffel-Kandidat bin, kaufe ich mir nicht so oft Nussmus. Nebenbei bemerkt ist Nussmus auch ideal für dich, wenn du sehr dünn bist und eher Probleme hast, auf genügend Kalorien zu kommen. Du kannst Nussmus auch perfekt als Komponente mit in einen Shake aus Milch, Obst und Haferflocken geben.

Geheimtipp für Mutige

Ein superpraktischer, gesunder und leckerer Snack to go ist Babynahrung aus dem Glas. Ja, richtig gelesen, Babynahrung. Und davon hast du in Supermärkten und Drogerien eine gigantische Auswahl. So ein Apfel-

Birnen-Brei ist letztlich nichts anderes als ein Smoothie in total gesund. Nämlich schlichtweg zerkleinertes Obst in einer praktischeren Mitnehm-Variante mit Deckel für die Tasche. Weiterer Pluspunkt: Wenn es um Babys geht, achtet die Lebensmittelindustrie penibel genau darauf, dass giftige oder schädliche Zusätze gemieden werden. Kontrolliere auch hier sicherheitshalber die Zutatenliste: Im Idealfall findest du dort nur die pürierten Obst- oder Gemüsesorten aufgelistet und sonst nichts.

Wenn du es deftiger magst, findest du im Sortiment auch pürierte Kartoffeln mit Lachs und Möhren. Ich finde es genial und absolut im Sinne von *No time to eat*: Du musst nichts kochen, nichts zubereiten, es wird nicht schlecht und ist perfekt für unterwegs. Einziges Problem: Es könnte dir etwas peinlich sein, weil andere Leute blöd gucken. Aber mein Ratschlag hierzu ist: Sollte dich die Meinung anderer, wildfremder Leute davon abhalten, besser zu essen, dann beschäftige dich bitte noch mal genauer mit deinen Zielen und deiner Motivation.

Do's and Don'ts am Bahnhof

- Fertigessen vom Imbiss und Bistro
- belegte Brötchen vom Bäcker oder Teilchen

- Fresh Food wie Obstbecher, Salate oder frische Smoothies mit viel Gemüse

- Bäcker: Salate, Eier, mager belegtes Brötchen nach Wunsch
- Supermarkt: Nüsse, Putenbrustbelag, Obst, Gemüse, Brot, Quark, Babynahrung, Joghurt natur, körniger Frischkäse, Dose Thunfisch, Dose Bohnen, Salate von der Frischetheke
- Drogerie: Reiswaffeln, Fruchtschnitten, Fitnessriegel, Trockenobst, Nüsse, Nussmus, Babynahrung

Essen im Hotel

Ich bin inzwischen ziemlich viel geschäftlich unterwegs. Ich gebe Workshops in Firmen, stehe als Speakerin auf Bühnen und fahre zu mehreren Seminaren im Jahr, um mich weiterzubilden. Das bedeutet, ich schlafe oft in Hotels. Ich gehe dabei sehr organisiert vor und überlasse die Hotelwahl nicht dem Zufall. Ich erkundige mich, ob es dort ein Fitnessstudio gibt, wie die Einkaufsmöglichkeiten vor Ort sind und wie gut das Essen im Restaurant ist. Wie du dir denken kannst, mache ich mich dennoch möglichst unabhängig von den Gegebenheiten.

Ich habe immer Snacks dabei. Ich reise nicht ohne meine Trinkflasche und mein Proteinpulver. Ich reise nie ohne eine Tüte Nüsse im Koffer und etwas Obst und Gemüse. Diese Snacks helfen zum einen beim Reisen selbst, denn da wir unterwegs oft nicht zum Essen kommen, übermannt uns der Hunger später umso heftiger. Und zum anderen bewahren dich Snacks im Koffer davor, den Mist aus der Minibar zu naschen.

Hoteltipp 1: Nutze die Minibar richtig

Eine Minibar ist fantastisch, denn du hast einen Kühlschrank! Klar, viel passt da nicht rein. Aber für einen Joghurtbecher, etwas Hähnchenbrust oder eine Mealprep-Box hochkant genügt es allemal. Du erinnerst dich sicher noch an den Unternehmensberater Martin. Er hatte das Problem, dass er abends, nach einem langen Tag, regelmäßig die Minibar im Hotel killte. Bier, Cola, M&M's, Snickers und Salzstangen. Was ihm heute ungemein hilft:

Er hat jetzt immer eine Packung Nüsse dabei und kauft sich nach der Anreise irgendwo auf dem Weg zum Hotel etwas Gesünderes in einem Supermarkt. Obstsalat oder leichte Müsliriegel. So kann er sich selbst austricksen. Denn auf das abendliche Naschen kann er nicht verzichten. Er nascht also einfach etwas anderes.

Sobald Martin sein Hotelzimmer bezog, räumte er die Minibar um. All der Schrott kam in eine Plastiktüte und dann ganz nach hinten in den Schrank. Aus den Augen, aus dem Sinn. Es ist wichtig, dass du die Dinge sofort wegräumst, damit du nicht in schwachen Momenten an sie erinnert wirst. Leider denken wir oft: Das brauch ich gar nicht, ich habe alles im Griff. Aber später am Abend, wenn wir müde auf dem Bett liegen und fernsehen, sind wir doppelt verführt zuzulangen, weil wir zur Ruhe kommen und es uns nett machen wollen.

Hoteltipp 2: Treffe am Frühstücksbuffet die richtige Wahl

Die hast du nämlich immer, egal wo du bist. Mach dir das bitte klar. Niemand hält dir in einem Restaurant oder am Frühstücksbuffet eine Pistole an die Schläfe und sagt: »Iss das!« Wir reden uns oft ein, dass wir Dinge vorgesetzt bekommen und wehrlos sind. »Da gab es nichts anderes«, höre ich oft. Aber wenn du nicht gerade in einer Jugendherberge übernachtest, bin ich sicher, du kannst wählen. Ich habe zum Beispiel noch nie eine Käseplatte im Hotel gesehen, auf der nicht ganz viel Deko in Form von Weintrauben oder Paprikastreifen lag.

Die Wahl am Buffet ist also ganz einfach: so clean und so wenig verarbeitet wie möglich. Hier ein Überblick über typische Dinge, die du im Hotel kriegst, und die besseren Alternativen dazu:

Vollkornbrot	→	statt Toast, Brötchen
hartes oder weiches Ei	→	statt fertiges Rührei
Pute, Schinken	→	statt Salami, Leberwurst, Mortadella, Hack
Frischkäse dünn	→	statt Käse am Stück
junger Gouda / Edamer	→	statt Brie, Camembert, Weichkäse
Quark	→	statt Butter
Haferflocken	→	statt Cornflakes, Fertigmüsli
frische Gemüsedeko	→	statt eingelegte Antipasti
Stückobst	→	statt Obstsalat, Kompott
Naturjoghurt	→	statt Fruchtjoghurt

Auch hier: Du musst nicht *mehr* tun, sondern nur ein paar Dinge *anders*. Und wie viel du dabei an Kalorien und Fett sparen kannst, zeigen dir die folgenden Beispiele:

2 Toastscheiben mit Butter → 200 Kalorien, 10 g Fett
Vollkornbrot mit Frischkäse → 130 Kalorien, 3 g Fett

1 Port. Salami oder Mortadella → 150 Kalorien, 15 g Fett
1 Portion Pute → 50 Kalorien, 2 g Fett

1 TL Nuss-Nougat-Creme → 80–100 Kalorien, 6 g Fett
1 TL Honig → 20 Kalorien, 0 g Fett

Denk auch daran, dass du im Hotel Wünsche äußern kannst. Wenn du Kalorien oder Fett einsparen willst, dann frag nach einem Eiweiß-Omelette oder nach etwas Gemüse, wenn du wirklich keines siehst. Und nimm dir etwas vom Buffet mit für später. Warum denn nicht? Es geht ja nicht darum, dass du das halbe Buffet abgrast und deine Tasche mit einem Menü für vier Personen bestückst. Aber wenn du dir noch einen Apfel einsteckst, ein hart gekochtes Ei oder dir ein Vollkornbrot für später schmierst und in eine Serviette wickelst, hat niemand etwas dagegen.

Solltest du wirklich nur Frühstück »Continental« mit Toastbrot und Marmelade vorfinden, dann geh auswärts essen oder faste mal ein paar Stunden. Ich hole mir auf Geschäftsreisen, wenn ich zum Beispiel den ganzen Tag in Seminaren sitze, vom Hotelfrühstück nur einen schwarzen Kaffee, den ich in meinen Kaffee-Thermobecher fülle. Denn in meinem Koffer habe ich immer ein kleines Glas Kokosöl, extra für die Reise. Ich mache mir 1 guten Teelöffel davon in den Becher, für meinen Bullet Proof Coffee, und ab geht es ins Seminar. Häufig buche ich Hotels sowieso ohne Frühstück.

Du hast immer eine Wahl! Ich war letztes Jahr auf einer viertägigen Geschäftsreise in Nordrhein-Westfalen – unter ganz besonderen Hotelbedingungen. Ich war als Rednerin zu Gast bei einem Seminar, das in einem Erlebnispark stattfand. Ich fand die Location schrecklich, und im Spätherbst waren die Buden und Karussells ohnehin geschlossen. Allerdings hatte ich keine Wahl, drum herum gab es nicht viel, und ich war ohne Auto nicht mobil. Ich buchte mich also in das überteuerte Hotel dort ein, in dem es weder einen Fitnessraum noch eine Minibar gab. Das Fenster konnte man nicht öffnen, sonst hätte ich wenigstens das Fensterbrett als Kühlschrank nutzen können. Ich wollte nicht auch noch viel Geld für ein schlechtes Frühstück bezahlen und deckte mich vorher mit allerlei Snacks ein. Mein halber Koffer war gefüllt mit Thunfisch, Kichererbsen, Apfelringen, gemischten Nüssen, Trockenfleisch und Fertigsuppen, die nahezu ohne Zusätze auskamen. Ich hatte außerdem eine kleine Packung geschnittenes Vollkornbrot dabei, eine Packung Haferflocken und etwas Proteinpulver mit Geschmack. Dazu zwei Behälter und Campingbesteck.

Wie habe ich geflucht, als ich diesen schrecklich schweren Koffer alleine durch die Stadt und in den Zug schleppte! Würde ich es genauso wieder machen? Ja, verdammt! Denn während die anderen Seminarteilnehmer in den Pausen von einem mittelmäßigen Catering-Service abhängig waren, aß ich entspannt mein Clean Food, hatte Energie für den Tag, während die anderen spätestens nach der Mittagspause überzuckert im Stuhl versanken und immer langsamer wurden – körperlich wie geistig.

Verstehe mich bitte nicht falsch. Du musst es nicht auch so machen. Ich möchte dir nur verdeutlichen, dass du erstens immer eine Wahl hast und zweitens für alles im Leben einen Preis zahlst. Ich wollte mich während der Seminartage halbwegs gesund ernähren und etwas Geld sparen. Ich zahlte dafür den Preis, dass ich weniger Schuhe mitnehmen konnte, damit mehr Essen in den Koffer passte, außerdem musste ich ganz schön schleppen. Ich verzichtete also auf ein gutes Stück Komfort. Doch die anderen, die nicht diesen Aufwand betrieben, zahlten auch einen Preis. Sie mussten viel Schrott essen.

Am Ende geht es immer um die Fragen: Was ist dein Ziel, und wie dringend willst du es erreichen? Um dich gesund zu ernähren, musst du nicht zwingend mehr Zeit investieren, aber dir an anderen Stellen vielleicht mehr Mühe geben. Was ist dir deine Gesundheit, deine Fitness, deine Leistungsfähigkeit im Alltag wert?

Es gibt diesen schönen Satz des amerikanischen Boxers Joe Louis: »Alle wollen in den Himmel, aber niemand ist bereit, dafür zu sterben.« Wir wollen alle toll aussehen, fit sein, schlank und gesund, aber am liebsten nichts investieren und so bequem wie möglich leben. Doch wenn du immer nur das. machst, was du schon kennst, wirst du immer die Person bleiben, die du schon bist.

Ich bekomme häufig Komplimente für meine Figur, besonders für meine trainierten Beine. Diese Komplimente klingen oft neidvoll, als hätte ich besonderes Glück gehabt. Was dabei gerne übersehen wird: Seit vielen, vielen

Jahren beschäftige ich meine Beine zweimal pro Woche mit schweren Kniebeugen. Mit schwer meine ich, dass ich dabei eine Langhantel auf der Schulter habe, die fast so viel wiegt wie ich selbst.

Bitte erzähl dir nicht immer wieder die Geschichte, dass es bei dir anders ist, dass es bei dir nicht geht, dass du es nicht kannst, dass du einfach keine Zeit hast und noch weniger Zeit als andere. Wer nicht will, findet Gründe, wer will, findet Wege.

8. Wie du gesund auswärts isst

Was hat das Essen an einer Imbissbude mit dem im Fünf-Sterne-Restaurant gemeinsam? Ganz einfach, du weißt nicht, was genau auf dem Teller liegt. Du weißt zwar, was du bestellt hast, aber kennst du die genauen Zutaten? Weißt du wie viel Gramm Fleisch du vor dir hast? In welchem und in wie viel Fett es angebraten wurde? Kennst du die Zutaten der Tomatensoße? Weißt du, wie viel Zucker verwendet wurde und ob alles frisch ist?

Im Abschnitt über Mealprep habe ich dir verdeutlicht, dass du die Kontrolle über dein Essen abgibst, wenn du auswärts isst. Im Umkehrschluss heißt das, du wirst dein Ernährungsziel am schnellsten und besten erreichen, wenn du möglichst nicht auswärts isst und dir stattdessen dein Essen selber zubereitest. Aber für manche ist das nicht die ganze Woche hindurch realistisch.

Ich denke, auf Dauer kannst du am ehesten einen guten Kompromiss umsetzen. Natürlich gehen wir alle mal auswärts essen, und wir tun es gerne, es macht Spaß. Vielleicht hast du eine feste Mittagspause, triffst dich mit deinen Kollegen und freust dich, mal zu quatschen. Wir dürfen nicht vergessen, dass Essen auch eine große soziale Komponente hat und wir insbesondere im Joballtag häufig mit anderen Menschen zusammen essen. Es kann unangenehm sein, wenn du aus der Reihe tanzt und als Einzige in der Gruppe etwas anderes bestellst. Wir sind Herdentiere und suchen Anerkennung und Akzeptanz.

Ich weiß auch, dass es sich in manchen Branchen ohnehin nicht vermeiden lässt, gemeinsam mit Kunden oder Auftraggebern zu essen, manchmal auch zu trinken. Die Kantine ist auch einfach bequem und in manchen Fällen sogar lecker. Deshalb möchte ich dir einige Tipps mitgeben, wie du das Beste aus solchen Situationen rausholen kannst, wenn du gesünder mitessen möchtest.

In der Kantine

Schauen wir uns das Angebot einer Kantine mal etwas genauer an. Die beliebtesten Gerichte hierzulande sind statistisch Spaghetti Bolognese, Schnitzel und Currywurst mit Pommes. Das sind alles Mahlzeiten mit sehr hoher Energiedichte. Seien es die »leeren« Kalorien aus den Hartweizen-Nudeln, die fettigen Pommes (Trans-fette!) oder die fettige Wurst. Hinzu kommen Ketchup, Senf und Soßen. Damit wird in der Regel alles andere als sparsam umgegangen. In der Rundfunk-Kantine schwamm das Essen meistens in Soße. Es gab eigentlich Soße mit Nudeln statt Nudeln mit Soße. Ich habe dir in der Einleitung schon vom »Schnitzelkoma« erzählt. Dem Gefühl, das sich nach dem Verzehr einstellt, als hätte dir jemand mit dem Hammer auf den Kopf geschlagen und Steine in den Magen gelegt. Im Schnitzelkoma fällt es dir schwer, dich aus dem Stuhl zu erheben und weiterzuar-beiten. Du möchtest am liebsten schlafen gehen. Kan-tinenessen macht müde, das Ergebnis von zu viel Fett, zu viel Zucker und – Achtung – Geschmacksverstärkern und Co.

In deiner Kantine gibt es vielleicht auch andere Ge-richte, zum Beispiel Hähnchenbrust mit Gemüse und Reis. Klar, das ist schon mal besser. Ändert aber nichts daran, dass du trotzdem zu viel von den genannten Zu-taten aufnimmst, im Vergleich zu deinem selbst gekoch-ten Essen. – Warum ist das so?

Das Essen auswärts kommt immer aus der Großküche und wird für die Masse gemacht. Da unterscheidet sich die Kantine zunächst gar nicht vom Restaurant. Stell dir vor, du bereitest dir zu Hause deine Hähnchenbrust oder dein Tofu in der Pfanne vor. Du wirst ein Stück Kokosfett nehmen oder etwas Öl in die Pfanne gießen, vielleicht sogar vorbildlich mit 1 Esslöffel dosiert. In der Groß-küche werden jedoch am Tag 100 oder mehr Hähnchen-brüste angebraten, da wird das Fett – flatsch! – wie ein

Tsunami über die tischgroßen Herdplatten geschüttet. Denn da müssen sehr viele Leute bedient werden, es muss besonders schnell gehen, und die Köche haben noch weniger Zeit zum Kochen als du. Für die Masse muss es einfach sein, der Masse soll es schmecken, und das Essen muss haltbar sein. Deswegen wird in Großküchen mit allerhand Geschmacksverstärkern und Konservierungsstoffen gearbeitet und kein hochwertiges Fett verwendet, dafür aber besonders viel davon. Selbst wenn du also das vermeintlich kleinere Übel bestellst, wirst du auf deinem Teller Dinge haben, die du eigentlich meiden solltest. Und von der Fritteuse fang ich erst gar nicht an. Keine Kantine ohne Fritteuse.

Solltest du trotzdem in der Kantine essen wollen, gilt es zunächst die schlimmsten Killer zu vermeiden. Bestelle nichts Paniertes oder Frittiertes. Verzichte also auf Pommes, Kroketten, Schnitzel und panierten Lachs. Lass alles weg, das eine Knusperhülle hat. Versuche vor allem Soßen und Dressings wegzulassen. Bestelle dein Essen ohne Soße oder bestelle wenig davon und lass sie dir an den Rand geben, so dass dein Essen nicht darin untergeht.

Versuche die EKG-Formel, so gut es geht, anzuwenden und auf die Kantine zu übertragen. Lass die Komponenten also auch anders gewichten. Normalerweise fällt die Gemüseportion bei Kantinengerichten sehr klein aus. Kennst du diese typischen Kantinengerichte, bei denen es beispielsweise einen kleinen Möhrensalat in so einem Schälchen dazu gibt? Nimm vielleicht zwei von diesen Schälchen. Gemüse sollte den größten Teil deines

Menüs ausmachen. Wenn du bestellst, sag also einfach: »Kann ich bitte eine doppelte Portion von dem Gemüse haben?« Oder: »Ich hätte gerne mehr von den Bohnen und dafür weniger Nudeln.«

Die meisten Kantinen haben inzwischen ganz gut ausgestattete Salatbars. Das ist natürlich ideal, weil du hier rohes Gemüse findest, das definitiv clean ist. Ich würde dir in der Kantine immer empfehlen, zusätzlich Salat zu nehmen oder vielleicht sogar nur Salat und dazu auf jeden Fall noch eine sättigende Eiweißkomponente wie Thunfisch oder Pute.

In vielen Kantinen kannst du auch halbe Portionen bestellen (mach das zum Beispiel, wenn die Auswahl wirklich unterirdisch ist, du aber unbedingt dort essen willst). Oder du bestellst nur das Fischfilet, das sie haben, und isst dazu jede Menge Gemüse in Form von Salat. Vergiss bitte nicht, vorher genug zu trinken. Wenn du allzu ausgehungert und durstig in die Kantine gehst, läufst du Gefahr, dir Schrott zu bestellen.

Das Dessert in Form von kleinen Puddingschälchen, Törtchen und Schokoriegel kannst du links liegen lassen und stattdessen Stückobst wählen oder einen Cappuccino trinken.

Im Restaurant bestellen

Für das Restaurant gilt wie für die Kantine: Wende die EKG-Formel an, so gut es geht, und meide die Killer. Der Vorteil am Restaurant ist, dass du eine viel größere Auswahl hast und die Küche meistens flexibler ist, was die

Extrawünsche der Kunden angeht. Im Restaurant lauern aber auch weitere Fallen.

Eine davon ist der Brotkorb. Ich bestelle immer gleich »ohne Brot«, und wenn der Kellner es trotzdem hinstellt, lasse ich es wieder abräumen. Sonst greife ich da zu. Klar, ich sitze ja im Restaurant, weil ich Hunger habe. Und was könnte es Besseres geben, als schon mal zu schnabulieren, während ich auf meine Bestellung warte. So lecker die Pizzabrötchen oder das Ciabatta auch sein mögen, es sind leere, unnötige Kalorien ohne Nährstoffe. Da ist nichts drin! Keine Ballaststoffe, die dich satt machen, stattdessen wirst du noch hungriger, da dein Blutzuckerspiegel steigt. Keine Vitamine, keine Mineralstoffe. Und dennoch hochkalorisch.

Am besten bestellst du dir im Restaurant immer Wasser, ruhig eine ganze Flasche, und fängst schon vor dem Essen an, richtig viel zu trinken. Es ist die beste Strategie, damit du dich nicht an den falschen Dingen überisst.

Beim Essen selbst hast du hier leider auch das Problem des »zu viel« von Fett, Zucker und industriellen Zutaten. Auch ein Curry-Gericht beim Asiaten ist nicht so clean und gesund, wie viele denken, einfach wegen der ganzen Soße. Kartoffeln werden gerne in Butter geschwenkt; hier ist eine Ofenkartoffel sinnvoller. Gehe beim Studieren der Speisekarten auf Entdeckungstour. Du kannst in jedem Restaurant etwas finden, das gut bis okay ist. Du kannst außerdem bei der Bestellung angeben, dass du eine fettarme Zubereitung wünschst. Traue dich, deine Wünsche anzugeben. Der Kunde ist König, und wenn nicht, bist du im falschen Restaurant.

Wenn ich Salat bestelle, sage ich schon automatisch: »Bitte ohne Dressing. Bringen Sie mir Essig und Öl separat.« Das ist noch nie irgendwo ein Problem gewesen.

Früher habe ich übrigens immer gesagt »Bitte Essig und Öl extra« und das auch im Podcast erzählt. Eines Tages schrieb mir ein Hörer, dass er das auch so versucht hat und dann dummerweise eine Extraportion Essig und Öl obendrauf bekam. Seitdem betone ich, dass ich den Salat bitte ohne Dressing haben möchte, nackt! Ich bleibe immer sehr freundlich im Restaurant und gebe gutes Trinkgeld, wenn ich mich gut betreut fühle. Wenn ich den Salat ausdrücklich ohne Dressing bestelle und ihn trotzdem mit serviert bekomme, lasse ich ihn wieder zurückgehen.

Da es in jedem Restaurant ganz eigene Fallen und Herausforderungen gibt, unterteile ich die nächsten Abschnitte in geografische Kategorien.

Sushi und Asia

In asiatischen Restaurants findest du immer gutes Essen. Hühnchen und Fisch sind ideale Eiweißlieferanten, außerdem gibt es beim Asiaten viel Gemüse. Die Herausforderung in thailändischen oder vietnamesischen Restaurants sind eindeutig die Soßen. Sämtliche Curry- und Wok-Gerichte, leider auch die Glasnudelsalate, schwimmen darin. Frage gegebenenfalls nach etwas weniger Soße. Meine persönliche Lieblingssoße, die Erdnusssoße, haut leider kalorisch auch am meisten rein, durch das Fett der Erdnüsse. Schau lieber, ob du gedünstetes Gemüse bekommst. Ansonsten sind Soßen ohne Erdnuss und ohne Kokosmilch etwas leichter.

Schwerer wird es in chinesischen Restaurants, wo so ziemlich alles extrem fettig ist und viel eingelegt wird. Ich gehe ungern beim Chinesen essen, bin allerdings auch wirklich kein Kenner der chinesischen Küche. Ich weiß nur, dass ich dort nie cleane Sachen gefunden habe, außer Hühnerfüße ohne Panade. Aber das war dann auch nicht so ganz mein Fall.

Beim Sushi wird es wieder einfacher. Solltest du abnehmen wollen, berücksichtige aber, dass Sushi durch den weißen Reis viele Kalorien hat. Dieser wird traditionell zudem leicht gezuckert. Pass besonders auf mit den Inside-Out-Rollen, weil die im Verhältnis aus noch mehr Reis bestehen als Makis und Nigiris. Reis ist zwar ein Naturprodukt, aber der weiße geschälte Reis enthält kaum Nähr- und Ballaststoffe, so dass er dich nur kurzzeitig füllt. Ansonsten ist das Nori-Blatt, was um die Makis gewickelt wird, als Alge sehr gesund und enthält neben einigen Vitaminen auch Zink und Jod. Meiden solltest du die frittierten Rollen und alles mit Käse-Füllung.

TOP:
- Maki/Nigri
- Sashimi
- Suppen (Miso, Wantan ...)
- Sommerrollen
- Salate
- Edemame (Bohnen)
- Currys (wenig Soße)

VORSICHT:
- Sushi frittiert/knusper
- Cream-Cheese-Füllung/ California
- Frühlingsrollen
- Erdnusssoße
- gebratener Eierreis/ gebratene Nudeln

- Hähnchen, Rindfleisch
- Garnelen / Seafood
- Wok
- gedämpftes Gemüse im Bambuskorb

Indisch

Beim Inder wirst du besonders als Veganer fündig, da die indische Küche viel mit Linsen und anderen pflanzlichen Zutaten arbeitet, die ballaststoff- und eiweißreich sind. Linsen sind ein Top-Lebensmittel. Bestelle beim Inder also nicht zu viel, die Linsen machen dich schnell satt. Die vielen leckeren Brotsorten sind leider eine Kalorien- und zum Teil auch Fettfalle. Bathura, das frittierte Ballonbrot, gibt uns das Gefühl, eigentlich bloß Luft zu essen, da es dünn und aufgeblasen ist, aber das ist natürlich nicht so.

TOP:
- Currysuppe m. Huhn / Linsen
- Chicken Tandoori (aus dem Ofen)
- Hähnchenbrust
- geschmortes Fleisch
- Dahl (Linseneintopf)

VORSICHT:
- Brot
- Pasteten
- Gerichte mit viel Teig

Italienisch

Beim Italiener kommst du schnell an deine Grenzen, wenn du versuchst, einfache Kohlenhydrate zu meiden. Pizza und Pasta sind nun mal Weizenprodukte. Solltest du Pizza bestellen wollen, achte auf einen eiweißhaltigen und eher mageren Belag. Ideal sind Thunfisch,

Garnelen oder Hühnchen. Der Käse auf der Pizza macht es natürlich nicht besser. Ich gehe deshalb nur in italienische Restaurants, wenn ich mir etwas gönnen möchte, und bestelle dann, was ich will. Trotzdem möchte ich dir zeigen, dass du auch beim Italiener eine Wahl hast und dort Gesünderes bekommst als nur Pizza und Pasta.

Beim Italiener gibt es meist gute Suppen wie Tomatensuppe oder Minestrone. Außerdem bekommst du oft Steak und Hähnchenbrust, manchmal auch Fischfilet. Pass mit den verführerischen Extras auf: Lass den Brotkorb weg und die Extraportion Parmesankäse. Hinterher lieber einen Espresso aufs Haus statt Grappa. Aber lieber Grappa statt Amaretto.

TOP:	VORSICHT:
• Suppen	• Parmesan
• Salate	• Brotkorb
• Carpaccio, Antipasti (klein)	• Kräuterbutter
• Steak / Hähnchenbrust	• Pasta (v. a. überbacken)
• Fisch (Lachsfilet, Dorade, Zander …)	• Sahnesoße (Carbonara, Gorgonzola, Pfeffersoße)
• Großgarnelen	• Tiramisu, Panacotta
• wenn Pasta: Napoli, Gemüse, Lachs	
• wenn Pizza: Hühnchen, Thunfisch, Gemüse, Schinken, wenig Käse	
• Dessert: Cappuccino, Espresso, Obst, Sorbet	

Griechisch

Griechen essen sehr fleischlastig und servieren in der Regel viel Fettiges. Bestell unbedingt Stückfleisch statt verarbeitetes und lass die Pommes weg. Du kriegst in griechischen Restaurants eigentlich auch immer Kartoffeln (frag am besten nach einer Ofenkartoffel, denn die wurde nicht in Butter geschwenkt). Ich würde beim Griechen auf einen großen, leckeren Feta-Salat setzen und dazu ein hochwertiges Olivenöl genießen.

TOP:	VORSICHT:
• Souvlaki	• Moussaka
• Hähnchen	• Lamm
• Fleischspieße	• Pommes
• Feta-Salat	• zu viel Öl!

Deutsch

Die deutsche Küche ist deftig und üppig, aber hier findest du immer gute Alternativen. Wähle mageres Fleisch und meide alles, was knusprig ist und aus der Fritteuse kommt. Auch Salz- und Ofenkartoffeln sind typisch deutsch. Pass hier auf mit den Bratensoßen. Kartoffelbrei ist übrigens nie so clean wie Kartoffeln. Denn der Brei wird in der Regel mit Milch und Butter zubereitet, damit er seine cremige Konsistenz bekommt.

TOP:	VORSICHT:
• Fleisch vom Stück (Brust, Steak, Hüfte, Filet)	• Schnitzel, Wurst
	• Pommes, Kroketten, Rösti

- Brühe, Nudelsuppe, Kürbissuppe
- Salate
- Reis, Salzkartoffeln
- Omelette
- Fischgerichte
- Sahnesoßen, Rahm, Bratensoße
- Speck, Kartoffelbrei

Spanisch

Beim Spanier ist die Herausforderung unter anderem, gute Lebensmittelkombinationen zu finden. Denn Datteln im Speckmantel beispielsweise regen deinen Appetit extrem an, da hier die Süße der Frucht mit dem fettigen Speck zusammenspielt. Greife bei den Tapas eher zu Oliven, kleinen Frischkäsebällchen und Serranoschinken. Auch Meeresfrüchte bieten sich als super Proteinquelle an. Vorsicht mit fettiger Wurst und zu viel Öl. Setze beim Spanier auf Steak und alles, was aus dem Meer kommt, aber nicht in der Fritteuse gebadet hat.

TOP:
- Tapas (z. B. Bohnen, Blattspinat mit Knoblauch, Auberginen)
- Sardellen
- Gemüse, Salate
- Gazpacho
- Fischgerichte
- Gambas
- wenig Öl

VORSICHT:
- Paella
- Aioli
- Chorizo
- Datteln im Speckmantel
- Panaden

Amerikanisch

Selbst in einem klassischen American Diner kannst du halbwegs gesund essen. Ich finde es hier sogar leichter als beim Spanier oder Chinesen. Ich habe mal in einem Workshop die Teilnehmer in Gruppen eingeteilt und ihnen verschiedene Speisekarten gegeben. Die Teilnehmer sollten in 10 Minuten ein möglichst cleanes Menü zusammenstellen. Gerade die Burger-Gruppe war am Ende positiv überrascht, was alles ging. Wenn du also mit Freunden Burger essen gehst, dann musst du nicht in Angst und Panik verfallen. Am problematischsten sind natürlich Pommes, das Weißbrot und das Burger-Fleisch. Wenn du Hühnchen wählst, wird es schon etwas gesünder. Am besten nimmst du aber gar keine Bouletten, sondern lieber das Stückfleisch, also Steak. Das ist clean. Außerdem bekommst du in jedem American Diner Salat und eine Ofenkartoffel. Bestelle diese »mit wenig Sauerrahm«.

Übrigens, immer häufiger beobachte ich, dass Pommes aus Süßkartoffeln angeboten werden. Süßkartoffeln sind ein tolles Lebensmittel, aber lass dich hier nicht täuschen: Auch die Süßkartoffelpommes kommen aus der Fritteuse und sind daher (hallo Transfette!) sehr ungesund. Es gibt keine gesunden Pommes. Nur die, die du selbst in den Ofen schiebst, ohne Fett, aus echten Kartoffeln oder Süßkartoffeln. Die Anleitung dazu findest du im Rezeptteil.

TOP:	VORSICHT:
• Tomatensuppe	• Pommes
• Maiskolben (ohne Butter)	• Käse

- Salate: Hähnchen, Rind …
  (wenig Dressing)
- wenn Burger: Chicken
- Ofenkartoffel
- Chili con Carne
  (ohne Sauerrahm)
- Steak
- Gegrilltes
- wenn Dessert: Pancake mit Früchten,
  Apfelkuchen ohne Soße, Kugel Eis

- Burger mit Beef
- Spare Ribs
- Chickenwings
- überbackene Nachos
- Cheesecake, Muffin
- Milchshakes, Cocktails

Gibt es gesundes Fast Food?

Ich staunte nicht schlecht, als mein Unternehmensberater Martin mir eines späten Abends eine SMS schrieb und fragte, was er denn Gesundes bei McDonald's essen könne. Diese Geschichte habe ich dir schon erzählt.

Wenn wir Fast Food wörtlich nehmen und als »schnelles Essen« betrachten, gibt es natürlich gesundes Fast Food: den Obstbecher, einen Naturjoghurt oder eine Handvoll Cashewkerne. Doch lass uns über das Fast Food sprechen, an das wir wirklich denken: Imbissessen, Burger, Bratwurst.

Ich empfehle dir nicht, in Fast-Food-Restaurants zu essen, denn du hast dort die Wahl zwischen Pest und Cholera. Das verstand Martin damals auch. Seine Antwort fand ich irgendwie ganz pfiffig. Er schrieb: »Also, Sie meinen, das ist alles Krebs.«

»Ja.«

»Und was davon ist der operierbare Krebs?«

Gut, schauen wir uns das an.

Bei McDonald's und ähnlichen Ketten sparst du einiges an Fett und besonders den schlechten Transfetten ein, wenn du Hühnchen isst und wenigstens auf die Pommes verzichtest. Und trink nicht auch noch Cola oder Limonade, sondern bestell dir Wasser. Hier einige Produkte im Vergleich:

Fleisch:		
Big Mac	503 kcal	25 g Fett
Big Tasty Bacon	885 kcal	54 g Fett
9 Chicken Nuggets	264 kcal	14 g Fett
Mc Wrap Chicken TS	514 kcal	24 g Fett

Frittiertes:		
Pommes groß	434 kcal	21 g Fett
Rösti Sticks	359 kcal	18 g Fett

On top:		
Big Greek Salat	132 kcal	9 g Fett
Ketchup	26 kcal	0 g Fett
Caesar Dressing	166 kcal	15 g Fett
Balsamico Dressing	25 kcal	1 g Fett

Getränke:		
Cola mittel	170 kcal	0 g Fett
Latte Macchiato regular	125 kcal	7 g Fett
Apfeltasche	228 kcal	12 g Fett
Bio Apfeltüte	34 kcal	0 g Fett

Du hast eine Wahl. Du kannst zum Beispiel dieses gesundheitliche Horrormenü bestellen:

1 × Cola mittel, 1 × Big Tasty Bacon, 1 × große Pommes, 1 × Ketchup, zum Nachtisch 1 × Apfeltasche – das ergibt 1743 kcal und 87 g schlechtes Fett. Das deckt schon beinahe deinen Tagesbedarf an Energie, und von dem Fett hast du am nächsten Tag auch noch was.

Du könntest dir dein Menü aber auch so zusammenstellen:

1 × Wasser mittel, 1 × Big Greek Salad, 1 × Balsamico Dressing, 1 × Chicken Nuggets 9 Stück, zum Nachtisch die Bio Apfeltüte und einen Latte Macchiato – das ergibt 580 kcal und 31 g Fett. Wir liegen hier um ein ganzes Drittel niedriger.

Gesund ist das auch bei Weitem nicht, aber, um noch mal Martin zu zitieren, »operierbarer Krebs«. Wenn du unbedingt Fast Food essen möchtest, ist es auch hilfreich, wenn du die Möglichkeit hast, dir einzelne Komponenten zusammenzustellen. Das geht zum Beispiel in Sandwich-Läden wie Subway, wo du dir angefangen vom Brot über den Belag bis zur Soße alles selbst aussuchen kannst. Das »gesündeste« Sandwich dort kannst du so bestellen: »Vollkornbrot ohne Käse, dafür mehr Salat, mit Grilled Chicken und ein kleines bisschen Honey-Mustard-Soße.«

Noch ein kleiner Exkurs zum Döner: Ich höre häufig, Döner sei das gesündeste Fast Food.

Ja, wenn du das Brot weglässt, die Soße und das

Fleisch. Ganz ehrlich: Döner ist nicht nahrhaft, nur weil hier Brot mit Gemüse und Fleisch kombiniert wird. Weißmehl liefert dir keinerlei Nährstoffe, das Fleisch ist minderwertig und extrem fettig (auch das Hühnchenfleisch) und die Soßen voller Fett und Zucker. Du kannst allerdings den Schaden minimieren, wenn du Dürüm statt Kebab bestellst (das Brot ist viel dünner und damit einfach weniger im Volumen) oder noch besser einen Dönerteller, der ohne Brot auskommt. Oder du lässt dir eine türkische Pizza mit etwas Dönerfleisch und Salat zusammenrollen. Sei unbedingt sparsam mit den Soßen. Ich kann es nicht oft genug sagen. Wenn ich alle paar Jahre mal einen Döner esse, lasse ich sie ganz weg und würze für mehr Geschmack stattdessen mit den Gewürzen, die dort immer rumstehen.

Alles andere von Currywurst bis Nudelpfanne kannst du schlichtweg vergessen. Ich habe solche Gerichte komplett aus meinem Leben gestrichen, und ich vermisse sie nicht. Glaub mir, wenn du dir eine cleane Ernährung angewöhnst, hast du irgendwann keinen Appetit mehr auf Fast Food. Früher, als ich noch mitten in meiner Essstörung steckte, hatte ich immer wahnsinnigen Appetit auf Döner. Er durfte an meinem Cheat Day nicht fehlen. Du darfst nicht vergessen, dass Dinge erst recht interessant werden, wenn du sie dir verbietest. Und deshalb sage ich an der Stelle klipp und klar: verbiete dir kein Fast Food, wenn du es aktuell liebst. Reduziere es nur und betrachte es als »ab und zu« und gewöhne dir nicht an, es regelmäßig nach der Arbeit am Bahnhof zu essen.

Gerade auf dem Weg nach Hause, wenn wir müde und abgeschlafft sind, sind diese Fast-Food-Stände so praktisch, bequem und verführerisch.

Wie du dem widerstehen kannst, und zwar ohne Druck und Zwang? Ganz einfach, indem du dir nach dem *No time to eat*-Prinzip Clean Eating im Alltag schrittweise angewöhnst, immer gesunde Snacks und im Idealfall dein Mealprep dabeihast. Glaube mir, das andere Zeug wird dich dann immer weniger interessieren. Ich kenne Klienten, denen es nicht mal mehr schmeckt, weil sie ihre Geschmacksnerven an echte, natürliche Lebensmittel gewöhnt haben und sie mit den ganzen Geschmacksverstärkern nicht mehr zurechtkommen. Ich vertrage Junkfood heute nicht mal mehr gut. Mein Bauch fängt nach einer fettigen Chinapfanne oder einem Sandwich sofort an zu grummeln; allein deswegen esse ich diese Dinge nicht mehr. Ich möchte, dass es mir gut geht, und das solltest du auch für dich wollen. Denke noch mal an den ersten Punkt mit der Achtsamkeit.

Wenn du dich im Alltag clean ernährst, wird deine Leistungs- und Energiekurve stets nach oben gehen, außerdem bist du lange satt. So kommst du richtig gut und motiviert über den Tag und abends gar nicht erst in die Bredouille, dass du total abgeschlafft auf der Suche nach einer schnellen Lösung bist. Idealerweise wartet im Kühlschrank zu Hause noch eine gefüllte Mealprep-Box, so dass du direkt nach der Arbeit heimfahren und dich auf leckeres Essen freuen kannst.

9. S.O.S. – Sei auf schwierige Situationen vorbereitet

Erfolg ist kein linearer Prozess, sondern ein Auf und Ab. Drei Schritte vor, wieder zwei zurück. Wenn wir einen gut durchdachten Plan haben und es dann trotzdem holprig wird, sind wir schnell frustriert und denken: Das klappt eh alles nicht, jetzt kann ich es auch ganz sein lassen. Ganz schnell sind wir wieder am Startpunkt.

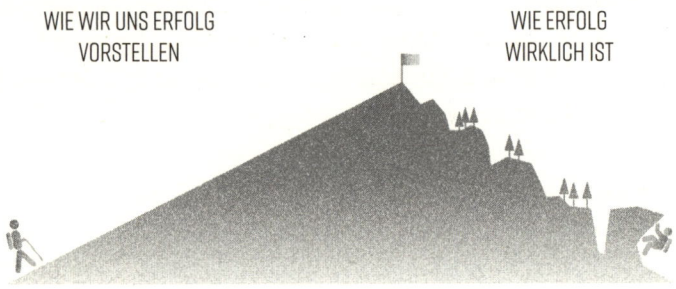

WIE WIR UNS ERFOLG VORSTELLEN · WIE ERFOLG WIRKLICH IST

Du wirst im Alltag immer wieder in Situationen kommen, in denen gesunde Ernährung eine Herausforderung sein wird, auch wenn du motiviert und durchstrukturiert bist. Darauf möchte ich dich hier vorbereiten.

Natürlich kannst du auch einfach mal lockerlassen. Gesund essen bedeutet nicht, dass du deinen Plan zu 100 Prozent durchziehen und dir gar keine Ausnahmen erlauben kannst. Ich esse auch mal Pasta, Eiscreme oder trinke Alkohol. Entscheidend sind jedoch nicht die Ausnahmen von der Regel, sondern dein Verhalten im Alltag. Es gibt diesen schönen Spruch: Es ist nicht entscheidend, was du zwischen Weihnachten und Silvester isst, sondern zwischen Silvester und Weihnachten. Mal etwas trinken ist kein Problem. Jeden Abend schon. Mal ein Eis essen ist kein Problem, jeden Abend einen guten Grund für den Eisbecher auf dem Sofa zu finden schon eher. Behalte die Kontrolle stets bei dir und belüge dich nicht selbst, indem du immer wieder Gründe und Ausreden findest, warum du dein Wissen nicht umsetzen kannst. Achtsamkeit und Selbstreflexion sind hier der Schlüssel.

Ich möchte dir jetzt noch ein bisschen Rüstzeug mitgeben, damit du nicht allzu sehr von schwierigen Situationen überrascht wirst.

Was ist, wenn …
… du keine Mikrowelle hast?
Ich poste auf meinen Social-Media-Kanälen sehr oft Fotos von meinem Essen unterwegs. Und nicht selten werde ich gefragt: »Sag mal, isst du das kalt?« Ja, tue ich. Mir fällt das aber immer erst dann auf, wenn ich danach gefragt werde. Für mich ist das ganz normal. Selbst zu Hause wärme ich mein Essen oft nicht auf. Spart übrigens auch Zeit zum Abwaschen. Warm oder kalt zu essen ist eine reine Gewöhnungssache. Trotzdem musst du das natürlich nicht genauso handhaben.

Wenn du dir partout nicht vorstellen kannst, deine Mahlzeiten kalt zu essen, rate ich dir, dieses Problem schon bei der Zubereitung zu berücksichtigen. Weißt du vorher bereits, dass du keine Aufwärmmöglichkeit haben wirst, dann verwende Zutaten, die dir auch kalt schmecken. Couscous oder Nudeln sind super. Auch Salate, Rohkost in allen Varianten oder Brot und Haferflocken sind kalte Gerichte für unterwegs. Diese Lebensmittel sollten deine erste Wahl sein.

Eine zweite Möglichkeit ist, dass du dir nur einen Teil vorbereitest und dir unterwegs eine warme Komponente hinzukaufst. Du kannst in die Kantine gehen und dir statt der gesamten Mahlzeit nur eine Portion Kartoffeln oder Reis bestellen. Oder du lässt dir nur ein Fischfilet auf den Teller legen und isst dazu Brot und Salat.

Wenn das alles nichts für dich ist, empfehle ich dir, dich tagsüber in erster Linie mit den bekannten Snacks wie Eiern, Nüssen oder Trockenobst über Wasser zu halten und dafür abends zu Hause gut und warm zu essen. Nicht die Mahlzeitenfrequenz ist am Ende entscheidend, sondern deine Kalorienbilanz und dass du deinen Körper mit allen wichtigen Nährstoffen in der richtigen Menge versorgst, wann auch immer. Du kannst dir außerdem überlegen, ob du dich mal an intermittierendes Fasten herantastest, also das Intervallfasten. Damit erreichen viele Menschen gute Ergebnisse.

Du weißt ja nun, dass ich gerne morgens ganz früh Bullet Proof Coffee trinke und der mich eine Weile satt hält und sehr fokussiert. Aus meiner Sicht spricht nichts dagegen, dieses System auch tagsüber anzuwenden, um eine längere Zeit ohne Mahlzeit auszukommen und trotzdem satt und aufnahmefähig zu bleiben.

... dein Umfeld kein Verständnis zeigt?

Wir hatten es vorhin schon im Restaurant-Kapitel angeschnitten: Das soziale Umfeld spielt eine große Rolle, wenn es um unser persönliches Wachstum geht – in allen Lebenslagen. Der US-amerikanische Redner und Motivationstrainer Jim Rohn sagte einst: »Du bist die Summe der fünf Menschen, mit denen du die meiste Zeit verbringst.« Wir verdienen in etwa so viel wie sie, sind etwa so gesund wie sie, sind etwa genauso zufrieden oder unzufrieden mit unserem Leben und haben etwa die gleichen Interessen. Wenn du nur von Sportlern umgeben bist, ist die Wahrscheinlichkeit groß, dass du auch Sport treibst. Wenn du einen Hund hast, kennst du vermutlich Menschen, die auch einen Hund haben. Wenn du am ganzen Körper tätowiert bist, hast du bestimmt Freunde, die das auch sind. Und so kann auch bei der Ernährung das Umfeld mitziehen, dich pushen oder eben kein Verständnis haben und blöd gucken.

Ich war im Sommer 2017 auf der »Paleo Convention«. Bei dem Event trafen sich Leute, die sich nicht nur clean ernährten, sondern sogar an der Ernährung ihrer Steinzeitvorfahren orientierten: Beeren, Fleisch, Körner, Gemüse. Es waren junge, coole Leute, die beim Feiern keinen Alkohol tranken, sondern Kombucha – einen fermentierten grünen Tee. In solch einem Kreis ist es ein Leichtes, sich gesund zu ernähren, auf Alkohol zu verzichten und auf Fast Food. Wenn um dich herum aber alle pünktlich zum Freitagnachmittag Pizza bestellen und Bier trinken, wirst du es schwerer haben, deine gesunde Ernährung durchzuziehen.

Ich rate dir grundsätzlich, dich mal kritisch mit der Frage auseinanderzusetzen, ob deine fünf engsten Menschen dir Energie geben und dich fördern oder ob sie dich runterziehen. Sind sie neuen Ideen gegenüber aufgeschlossen und fragen stets interessiert nach? Oder sind sie grundlegend skeptisch, suchen immer den Haken an der Sache und meckern am liebsten?

Natürlich musst du dich nicht nur mit deinesgleichen umgeben und immer die gleiche Meinung vertreten wie deine Freunde und Kollegen. Doch es geht hier um eine grundsätzlich positive und offene Grundeinstellung zu Veränderung wie beispielsweise einer Ernährungsumstellung.

Am Ende musst du immer Eigenverantwortung für dich und dein Tun übernehmen. Und egal was andere sagen oder denken, wenn dein inneres Warum stark ist, wirst du es auch alleine schaffen. Gerade wenn es um deine Gesundheit geht! Betrachte deinen Körper wie ein kleines Unternehmen, das effizient und produktiv arbeiten soll und in allen Abläufen reibungslos funktionieren muss. Und du entscheidest, was du investierst.

Mir ist inzwischen ganz egal, was andere Menschen über meine Ernährung denken und sagen. Das war jedoch nicht immer so, und ich weiß, wie unangenehm solche Situationen sein können.

Als ich begann, jeden Tag meine Essenstasche mit in den Sender zu bringen, kommentierte das eine Kollegin regelmäßig. Entweder sagte sie in einem fiesen Ton: »Sarah hat wieder ihr Meeeeeealprep dabei!«, oder, wenn andere Kollegen Kuchen verteilten: »Nein, Sarah isst das nicht. Die brauchst du nicht zu fragen.« Das war mir natürlich unangenehm, denn wir sind Herdentiere. Und obwohl ich schon immer eher der Einzelgänger war, wollte ich auch irgendwie dazugehören und vor allem nicht veräppelt werden.

Aber: Erst fragen sie dich, *warum* du das machst. Dann fragen sie dich, *wie* du das machst. Und genau das passierte mir auch. Erst kamen blöde Sprüche. Irgendwann wurde mein Mealprep langweilig, und einige Wochen später fragte die besagte Kollegin mich: »Sag mal, Sarah, was isst du da eigentlich immer genau? Ich find's schon krass, wie du das durchziehst. Ich könnte das nicht.«

Dein Verhalten in der Gruppe ist immer auch ein Spiegel für die anderen. Wenn alle Schnitzel bestellen und du Salat, kann es sein, dass manch einer sich ertappt fühlt, weil er auch gerne gesünder leben würde. Das wirst du nie ganz vermeiden können, doch bleibe einfach bei dir und deinem Ziel. Dein Leben, deine Verantwortung. Je stärker du mental bist, desto weniger interessieren dich Reaktionen im Außen.

Ein befreundeter Psychologe gab mir einmal den Tipp, dass es klug sei, bei blöden Sprüchen keine Diskussion zu beginnen. Wer sagt: »Also, mir wäre das viel zu aufwendig, ständig vorzukochen«, dem antworte einfach: »Für mich ist das gar nicht aufwendig. Es macht sogar Spaß.« Anstatt: »Na, wenn dir das schon zu aufwendig ist, weiß ich nicht, wie du andere Sachen im Leben geregelt kriegst.« Damit greifst du dein Gegenüber nicht an und ziehst dich aus dem Konflikt heraus.

Eine Gruppensituation, in der alle Burger bestellen und du als Einzige oder Einziger Thunfischsalat orderst, kann auch schwierig sein. Vielleicht hilft dir folgender Gedanke: In der Gruppe, sei es in der Kantine mit Kollegen, beim Geschäftsessen im Restaurant oder beim Fußballgucken im Wohnzimmer – es geht den Leuten darum, dass du dabei bist und mitisst. Was du isst, ist eigentlich egal. Ich kann mir nicht vorstellen, dass es jemanden am Tisch wirklich interessiert, ob du den Salat mit oder ohne Dressing geordert hast, ob du nun Reis statt Pommes wählst, Hähnchen-Wrap oder Burger. Deine gesunde Ernährung hindert dich nicht daran, Teil der Gruppe zu sein. Und wenn doch ein blöder Kommentar kommt, weißt du jetzt, wie du smart reagieren kannst. Egal was du tust – irgendwann wird es für die anderen ohnehin normal und damit langweilig.

… wenn dir das alles irgendwie nicht schmeckt?
Ich nutze die Gelegenheit, um dir zu erzählen, wie ich zum Käse kam. Bis ich Mitte 20 war, habe ich keinen Käse gegessen. Dieser milchige, leicht faulige Geschmack, gepaart mit einer merkwürdigen Konsistenz, nicht hart, nicht weich – ich konnte mich nur schütteln. Ich war ohnehin ein überaus mäkliger Esser.

Dann war ich ein paar Tage in Köln, um mich beim Westdeutschen Rundfunk als Reporterin vorzustellen, und kam drei Nächte in einer kleinen Pension unter. Morgens beim Frühstück war ich der einzige Gast. Die Dame, die die Pension führte, kam zu einem netten Plausch und bereitete mir liebevoll einen Teller zu, und zwar ausschließlich mit Dingen, die ich nicht mochte: roher Schinken, Aprikosenmarmelade und ein paar Scheiben Käse.

Ich wollte sie nicht kränken, sie hatte sich solch eine Mühe gegeben! Also wählte ich das kleinste Übel auf dem Teller – den Käse. Ich ekelte mich so sehr, dass ich die Scheibe in kleine Stückchen schnitt und wie Konfetti aufs Brot legte, um mich auszutricksen. Irgendwie würgte ich dieses Brot runter.

Am nächsten Morgen die gleiche unangenehme Situation. Ich entschied mich wieder für den Käse. Ich fand es immer noch schlimm, aber nicht mehr ganz so schlimm wie am Vortag.

Am dritten Tag – ganz genau – eine weitere Runde. Und diesmal fand ich es gar nicht so schlimm. Eigentlich schmeckte das Brot sogar ein bisschen gut. Und weißt du, was ich gemacht habe, als ich wieder zu Hause war? Ich kaufte mir eine Packung Butterkäse und habe seitdem immer Käse in allen möglichen Varianten im Kühlschrank.

Die Moral von der Geschichte: »Schmeckt mir nicht« bedeutet häufig nur »Es ist mir noch fremd«. Geschmack ist Gewöhnung. Wenn wir bestimmte Lebensmittel kategorisch ablehnen, verbinden wir damit häufig schlechte Erinnerungen aus der Kindheit. Mein Stiefvater wurde in einem Kinderheim dazu gezwungen, Eier mit Senfsoße zu essen. Erst wenn er aufgegessen hatte, durfte er aufstehen. Kein Wunder, dass er heute mit Senfeiern nichts mehr zu tun haben will. Oder die beste Freundin meiner Mutter isst nie wieder Buchstabensuppe. Sie hatte nämlich mal eine schlechte erwischt. Sie wunderte sich, warum so viele Is darin waren, bis sie feststellte, dass es keine Buchstaben, sondern Maden waren.

Unser Geschmack verändert sich über die Jahre, und manchmal kommt es auf einen neuen Versuch an. Etwa einmal im Jahr probiere ich ein Bier. Für mich ist es immer noch absolut unerklärlich, wie man Bier trinken kann. Andere Dinge weiß ich inzwischen sehr zu schätzen. Zum Beispiel Bitterschokolade mit 85 Prozent Kakaoanteil. Übrigens ein super Tipp, um sich zu viel Schokolade abzugewöhnen. Steig von Vollmilch auf Zartbitter, irgendwann auf Bitter um. Durch die Intensität wirst du davon weniger essen. Früher habe ich Nutella gelöffelt, heute liebe ich Bitterschokolade. Nur brauche ich davon nicht so viel.

… wenn alles schiefläuft und du kein Essen dabeihast?
Selbst die besten Ernährungsberater haben mal schlechte Tage, an denen alles schiefläuft. An denen der Wecker einfach nicht klingelt, der Herd plötzlich nicht mehr funktioniert und dann wie aus dem Nichts ein riesiger Bär aus dem Gebüsch kommt und die gesunden Snacks aus der Tasche einfach auffuttert!

Wenn du einen richtig blöden Morgen erwischt hast und ohne Essen aus dem Haus gehst, bleibt dir nichts anderes übrig, als unterwegs das Beste draus zu machen. Wende die EKG-Formel an, so gut du kannst. Iss so clean wie möglich. Halte dich am besten an das Kapitel »Essen am Bahnhof«, denn dort habe ich dir viele gute Möglichkeiten für unterwegs beschrieben. Im Supermarkt bekommst du alles für schnelle Snacks: Obstbecher, Stückobst, Natur- oder Sojajoghurt, Gemüse, Trockenfleisch oder Nüsse. Selbst hart gekochte Eier bekommst du, wie schon erwähnt, oft in Supermärkten und beim Bäcker. Ich habe übrigens gerade erst erfahren, dass es in der Schweiz hart gekochte Eier in allen Qualitätsstufen zu kaufen gibt. Richtig cool die Schweizer, das sollten wir in Deutschland auch einführen.

Doch selbst wenn die Auswahl nicht immer groß ist, du bist der Boss und du entscheidest. Selbst Bäckerdiscounter, die es an vielen großen Bahnhöfen gibt, haben gesunde Sachen im Sortiment: Gemüsesticks, Obstbecher, sogar belegte Vollkornbrote vegan!

Kürzlich war ich abends bei einer Veranstaltung in einer Kongresshalle. In der Lounge wurde das übliche Catering aufgebaut: Brezeln, Nudeln mit Soße, belegte Brötchen, Wiener Würstchen. Doch zwischen den großen Buffetplatten und -behältern wurde unglaublich viel essbare Deko drapiert. Neben den üblichen Weintrauben und Minitomaten stand dort zum Beispiel auch ein Korb mit Paprikas. Ich glaube, das sollte eigentlich nur schön bunt aussehen. Aber eine junge Frau kaufte sich einfach so eine Paprika, statt sich an die großen Platten zu halten – perfekt.

... wenn du krank bist?
Dank der Basislebensmittel-Liste dürftest du auch im Krankheitsfall stets die Basics in deiner Speisekammer vorfinden und immer etwas Obst und frisches oder tiefgekühltes Gemüse dahaben.

Wenn du jedoch gar keine Kraft hast, einzukaufen oder

dir etwas zu kochen, finde ich es akzeptabel, zusätzlich auf ein mittelmäßiges Essen und auch Nahrungsergänzungsmittel zurückzugreifen. Diese sind, wie der Name schon sagt, eine Ergänzung.

Ich kenne Menschen, die sich den ganzen Tag schlecht ernähren, aber Unsummen in Präparate investieren und jeden Morgen mehrere Pillen schlucken. Vitamine hier, Mineralstoffe da. Ich finde das absolut unnötig und Geldverschwendung, da du alles, was du brauchst, aus natürlichen Lebensmitteln beziehen kannst. Es gibt lediglich bestimmte Ernährungsformen, bei denen es Sinn ergibt zu ergänzen (wie bei Veganern das Vitamin B12 und im Winter eventuell Vitamin D). Aber eigentlich brauchst du keine Zusätze. Lass bitte auch die Finger von diesen Vitamin-A-Z-Präparaten, da du auf diese Weise Vitamine schnell überdosieren kannst. Die fettlöslichen Vitamine werden nämlich überschüssig gespeichert und nicht ausgeschieden.

Eine Überdosierung einiger Vitamine kann von Kopfschmerzen über Schwindel bis hin zu Übelkeit und Sehstörungen alles Mögliche auslösen, ist aber schwer darauf zurückzuführen.

Im Krankheitsfall nun rate ich dir zu grünen Smoothies mit viel Ingwer. Mit denen hast du keinen großen Aufwand, dafür machen sie dich schnell wieder fit. Echte Nährstoffbomben sind auch sogenannte Greens in Pulverform, diese bekommst du am besten online. Das sind kleine Tüten, die du einfach nur in ein Wasserglas einrührst. Enthalten sind Extrakte aller erdenklichen Superfoods, zum Beispiel Weizengras, Matcha, Spirulina und Spinat. Meistens schmecken sie etwas streng und sandig, sind aber eine gute Medizin.

Natürlich kannst du dir im akuten Krankheits- (und auch Faulheits-)Fall Essen liefern lassen. Sei es Sushi oder ein Salat vom Italiener. Inzwischen gibt es in vielen deutschen Städten auch gesunde Lieferservices, die dir Mahlzeiten bringen, die sich an Sportler oder Menschen mit bestimmtem Ernährungsziel richten, etwa Fittaste oder Easymeal. Das Besondere an diesen Mahlzeiten ist, dass die Hersteller versuchen, sie so clean wie möglich zu halten, und die exakte Nährstoffverteilung pro Portion angegeben wird.

10. Etabliere gute, neue Gewohnheiten

Wow, was haben wir jetzt schon für eine Reise hinter uns! Du weißt nun, warum Clean Eating die beste »Diät« für jeden ist, du weißt, welche Lebensmittel du einkaufen und was du auf die Schnelle ganz einfach mit ihnen machen kannst.

Du weißt, wie du dich unterwegs ideal versorgst, auch dann, wenn mal alles schiefläuft und du verschlafen hast oder du doch mal keine Muße für Mealprep hattest. Du bist jetzt bestens gerüstet für Geschäftsreisen und Geschäftsessen, du weißt, was du mit ins Flugzeug nehmen und wie du eine Minibar im Hotel perfekt nutzen kannst.

Du kennst nun auch meine ganz persönliche Geschichte und weißt, dass auch all die tollen, schlanken und sympathischen Leute da draußen, auch Ernährungsexperten ihre dunklen Seiten haben, ihre Schwächen, so wie jeder andere auch.

Doch das Wichtigste kommt erst jetzt, die Stelle, an der sich der Kreis schließt. Denn:

> All das hier ist nichts wert.
> Das Buch ist nichts wert.
> Das Wissen ist nichts wert.
> Es ist alles nichts wert,
> wenn du nicht ins Handeln kommst!

Einer der besten Redner und Coaches der Welt, Tony Robbins aus den USA, sagte einmal: »Alle denken, Wissen ist Macht. Aber das stimmt nicht. Wissen ist nur potenzielle Macht.« Wissen muss angewandt werden. Es reicht auch nicht, ein paar Tage oder eine Woche lang ins Handeln zu kommen, um dann wieder in alte Muster zurückzufallen. Deshalb ist es mir ein ganz besonderes Anliegen, dir im letzten Kapitel zu vermitteln, wie du die beste Chance hast, deine Ernährungsweise dauerhaft zu ändern. Wenn du alles gibst, brauchst du mich, das Buch und andere Diäten und Pläne nie wieder. Gib das Buch, wenn du es gelesen hast, bitte weiter an jemanden, der all das noch nicht kennt und davon profitieren kann!

Der Kreis schließt sich im Kopf. Wir haben es zu Beginn schon gelernt: Der reine Ernährungsplan, die Anleitung, das Know-how – das allein funktioniert für die meisten nicht, um die Ernährung dauerhaft umzustellen. Wenn du nur auf der Handlungsebene agierst, rein über Disziplin und einen starken Willen, wirst du sicherlich irgendwann scheitern und/oder sehr unzufrieden werden, weil du dich permanent nur zusammenreißt.

Eine dauerhafte Umstellung erfährst du nach meiner festen Überzeugung nur dann, wenn du auch deine Gefühlsebene im Griff hast. Erst dann können wir von »verinnerlichen« sprechen. Gesundheit muss für dich eine Herzensangelegenheit werden, weil du dich selbst liebst und gut zu dir bist, und nicht, weil du in irgendein Konzept oder Schönheitsideal passen willst, das dir gar nicht entspricht.

Jetzt, wo du am Ende des Buchs angelangt bist, gehe gedanklich noch mal zu Punkt 1 und überprüfe deine Ziele und dein Warum. Überlege:

Warum willst du das alles?

Welche Sehnsucht/welches Bedürfnis steckt hinter deinem Ziel? Ist es der Wunsch nach Anerkennung und Bewunderung von außen, nach Komplimenten? Ist es der Wunsch nach mehr Zeit und vor allem Qualität? Ist es der Wunsch nach Agilität und gesellschaftlicher Teilhabe? Ist es die Hoffnung, dass du dich selbst mehr liebst und glücklich wirst, wenn du schlank und gesund bist?

Ist dein Warum stark, kommt es tief aus deinem Inneren und bist du ehrlich zu dir selbst, dann wirst du es schaffen. Und zwar ohne dass gesunde Ernährung ein lebenslanger Kampf zwischen permanentem Verzicht, Cheat Days und der Angst vor Kohlenhydraten ist.

 Schreibe deine Ziele und dein Warum auf, wenn du es noch nicht getan hast. Klebe den Zettel dorthin, wo du ihn jeden Tag sehen kannst, und spreche die Sätze jeden Morgen laut aus! Meine Klienten, die das täglich machen, erzielen mit Abstand die besten Ergebnisse.

Dass Erfolg vor allem Kopfsache ist, habe ich von Christian Bischoff gelernt, einem der größten Erfolgscoaches in Deutschland und meinem Mentor.

Wollen wir Dinge im Leben verändern, zum Beispiel gesünder essen, dann versuchen wir als Erstes etwas anders zu *machen*. Wir zwingen uns, nicht mehr zur Schokolade zu greifen, keinen Alkohol mehr zu trinken, immer Salat zu bestellen. Aber auf Handlungsebene einzugreifen ist zwei Schritte zu früh!

Zuerst musst du dich um deine Gedanken und Gefühle kümmern. Denn Gedanken erzeugen Gefühle, Gefühle erzeugen Handlungen, und sich wiederholende Handlungen werden Gewohnheiten, welche am Ende die Ergebnisse deines Lebens bestimmen. Anders gesagt: Du hast dein Leben, so wie es jetzt gerade ist, all deinen Handlungen und Gewohnheiten zu verdanken, die sich einst aus deinen Gedanken und Gefühlen entwickelt haben.

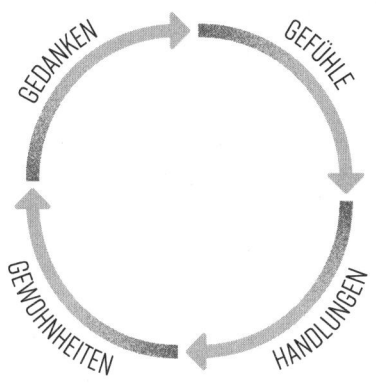

Wie alles zusammenhängt

Wenn du immer wieder Gedanken hast wie »Ich schaffe das nicht!«, »Ich bin nicht gut genug!«, »Ich war schon immer dick, ich werde dick bleiben!«, »Ich kann nicht ohne Schokolade/Kaffee/Frühstück« – was macht das mit deinen Emotionen? Fühlst du dich gut, wenn du dir sagst, dass du es nicht schaffst? Dass du niemals gesund und schlank sein wirst? Nein, natürlich fühlst du dich dadurch schlecht. Vielleicht auch frustriert, traurig oder wütend. Diese negativen Gefühle erzeugen auch eine negative Körpersprache. Dein Gesicht wirkt ernst, du hast eine eher geschlossene, abgewandte Haltung, hängst im wahrsten Sinne des Wortes durch oder bist aggressiv. Daraus resultieren logischerweise auch negative Handlungen. Vielleicht merkst du, dass du im Alltag viel meckerst und dich viel mit anderen streitest; oder du hast den Eindruck, dass alle es schlecht mit dir meinen oder dir gar nichts gelingt. Doch in Wahrheit wiederholst du nur eine Geschichte, die du dir permanent selbst erzählst! Und diese Wiederholung festigt schlussendlich deine negativen Gedanken: »Siehst du, ich hab ja gewusst, dass ich es nicht kann.«

Umgekehrt, wenn du positive Gedanken kreierst, wenn du dir sagst »Ich mag mich!«, »Ich schaffe das!«, »Ich bin genug!«, »Ich kann mir vertrauen!«, dann entstehen auch positive Gefühle. Du kannst gar nicht gleichzeitig voller Inbrunst »Ich schaffe das!« rufen und zusammengekauert dastehen. Positive Gedanken erzeugen eine andere Körperhaltung und Mimik. Das wiederum hat Einfluss auf deine Verhaltensweise: Du lachst, gehst mehr auf Menschen zu, bist nachgiebiger mit ihnen und allgemein entspannter.

Ich habe gelernt, jeden Morgen vor dem Spiegel positive Sätze zu mir zu sagen oder sie mir zu notieren. Morgens stelle ich meinen Handytimer auf eine Minute und mache diese Übung. Im Anschluss schreibe ich drei Dinge auf, für die ich gerade dankbar bin. Zum Beispiel, dass ich eine warme Wohnung habe, einen vollen Kühlschrank, dass ich liebe Menschen um mich herum habe, die mich fördern, dass ich meine Zeit frei einteilen kann. Wer dankbar ist, kann nicht gleichzeitig traurig und frustriert sein.

Ich kam mir zu Beginn richtig dämlich dabei vor. Wie damals mit den Rosinen. Wie oft habe ich mich gefragt: Was soll es bringen, jeden Morgen zwei Minuten lang einen Monolog zu halten? Heute kann ich mir nicht mehr vorstellen, anders in den Tag zu starten. Denn anstatt mir im Radio anzuhören, was wieder Schreckliches in der Welt passiert ist, oder mir auf Facebook und Instagram anzuschauen, was andere machen, bin ich für mich da, fokussiere mich auf meine Ziele und erzeuge positive Energie. Erst wenn es mir gut geht, kann ich auch für andere voll da sein.

Ich *garantiere* dir: Mach diese Übungen ein paar Wochen, und dein Leben wird sich verändern, und du schaffst damit auch eine neue Basis für dein Ernährungsvorhaben. Denk daran: Positive Gedanken erzeugen positive Gefühle, die erzeugen positive Handlungen, und positive Handlungen, die du immer wiederholst, werden zu Gewohnheiten, und die bestimmen am Ende dein Leben.

Ein Beispiel noch zum Essen: Stell dir vor, du möchtest dir das ständige Naschen abgewöhnen. Dann gehen dir beim Anblick von Süßigkeiten vielleicht diese negativen Gedanken durch den Kopf: »Ich darf das nicht essen!«, »Schokolade ist nicht gut für mich!«, »Ich werde immer dick sein!«, »Ich brauche das jetzt!« Diese Gedanken erzeugen inneren Stress. Du wirst unruhig, nervös, angespannt. Um die Anspannung zu lösen, wirst du vermutlich früher oder später zugreifen und genau das Gegenteil von dem erzielen, was du erreichen wolltest. Die sich wiederholende Handlung »zur Schokolade greifen« manifestiert den Gedanken: »Ich kann nicht ohne!«, und das Spiel beginnt von vorn.

Anstatt dich also immer nur von Neuem zu zwingen, die Schokolade nicht anzurühren, beginne neue, positive

Gedanken zu formulieren: »Ich bin satt und zufrieden«, »Mir genügt, was ich bereits gegessen habe«, »Es geht mir gerade bestens!« Mit der Zeit wird sich dein Geist und auch dein Körper entspannen und dein Verlangen nachlassen. Es gibt dann keine Anspannung mehr, die durch die Schokolade gelöst werden muss. Aus dem positiven Erlebnis resultieren neue, dich stärkende Gedanken: »Ich wusste, dass ich es schaffe«, usw.

Jeder von uns hat Gewohnheiten, gute und schlechte. Deine Gewohnheiten, die vielen kleinen Entscheidungen im Alltag, die du triffst, *deine* Entscheidungen haben dich zu dem Punkt gebracht, an dem du gerade stehst. Es sind nicht die äußeren Umstände oder eine der Ausreden aus der Einleitung, *du* kreierst dein Leben! Der eine hat die Angewohnheit, den Tag mit Kaffee und Zigarette zu starten, der andere mit positiven Gedanken, Dankbarkeit und einem Smoothie. Beide kommen an. Die Frage ist nur, wo.

Wenn du dieses Buch nun gelesen hast, wirst du vermutlich motiviert und hoffentlich sehr entschlossen sein. Das ist toll, denn Motivation bringt dich in die Gänge, Motivation sorgt dafür, dass du startest. Aber es ist eben nur der Start. Deine Gewohnheiten sind es, die dich ans Ziel bringen. Mein Rat an dich: Beginne deine Ernährungsumstellung mit positiven Ritualen und Gedanken über dich und dein Leben. Im Anhang findest du eine Liste mit Dingen, die du in den ersten Minuten deines Tages machen kannst, um dich positiv zu stimmen. Ich kenne niemanden, dessen Leben sich durch diese Übungen und Morgenroutinen nicht zum Besseren verändert hat!

Starte deinen Tag mit positiven Gedanken. Und dann beginne parallel neue, gute Ernährungsgewohnheiten umzusetzen. Vielleicht fragst du dich: Wie soll ich mit all dem Wissen, das ich nun habe, umgehen? Ganz einfach: Schritt für Schritt. Nach dem Prinzip der Minimalkonstanz.

Woran liegt es, dass die Fitnessstudios im Januar überfüllt sind und im April wieder leer? Die Leute nehmen sich an Silvester zu viel auf einmal vor und stellen dann im Alltag fest, dass sie das Pensum nicht durchhalten können, und geben irgendwann frustriert wieder auf. Nun stell dir zwei Männer vor, beide gleichermaßen unsportlich und übergewichtig. Beide beschließen zum neuen Jahr, regelmäßig Sport zu machen. Der eine meldet sich im Fitnessstudio an und lässt sich vom Profi einen effektiven Trainingsplan erstellen, fünfmal pro Woche. Der andere bleibt zu Hause und macht nichts anderes als jeden Morgen nach dem Aufstehen so viele Liegestütze, wie er schafft. Nur das.

Der erste Mann startet voll durch, merkt aber nach zwei Wochen, dass es ganz anstrengend wird. Er lässt das Training donnerstags abends jetzt ausfallen, weil er von der Arbeit zu müde ist. Und das am Wochenende auch, weil er sich irgendwann ja auch erholen muss. Am Montag hat er Probleme, wieder reinzukommen. Nach wenigen Wochen ist er ganz raus.

Der zweite Mann investiert jeden Tag nur wenige Minuten in seine Liegestütz-Challenge. Das ist umsetzbar. Es kostet ihn wenig Zeit. Dafür merkt er schnell Erfolge und ist dadurch zusätzlich angetrieben. Erst schafft er nur 10 Liegestütze, später 12, dann 14. Er wird immer besser und stärker.

Denken wir jetzt sechs Monate weiter. Was meinst du, wer hat nach sechs Monaten mehr für seine Gesundheit und Fitness getan? Der Mann, der zu viel auf einmal wollte und nach kurzer Zeit aufgab, oder der zweite Mann, der kontinuierlich nur diese eine Sache machte? Klar, der zweite.

Versuche nicht, alles auf einmal zu ändern. Du hast alle Punkte in diesem Buch, du kannst jederzeit darauf zurückgreifen. Wenn du noch nie Mealprep gemacht und immer Fast Food gegessen hast, versuche nicht, jetzt plötzlich drei Mahlzeiten pro Tag vorzubereiten und nie wieder einen Burger King zu betreten. Das wird nicht lange gut gehen.

Such dir eine Baustelle aus. Eine! Und bearbeite die ersten Wochen nur die. Vielleicht achtest du ab jetzt immer auf ein gesundes Frühstück. Oder du beginnst damit, Vollkornprodukte statt Weißmehl zu essen oder nicht mehr auf dem Weg zur Arbeit zum Bäcker zu gehen. Beginne mit einer Sache und arbeite jeden Tag daran.

Wissenschaftler haben herausgefunden, dass wir mindestens 21 Tage brauchen, um aus einer Handlung eine gute Gewohnheit zu machen. So dass diese Handlung uns derart in Fleisch und Blut übergegangen ist, dass wir sie automatisch machen und nicht mehr hinterfragen. So wie Zähneputzen. Nimm dir diese Zeit. Ein paar Wochen der Umstellung können sich holprig anfühlen.

Aber was sind diese schwierigen Tage gemessen am Rest deines Lebens? Ein Staubkorn im Weltall.

Wenn du etwas Geduld mit dir hast und dich schrittweise umstellst, hast du jeden Tag kleine Erfolgserlebnisse, und nichts treibt einen Menschen mehr an als persönlicher Erfolg. Willst du zu viel auf einmal, ist die Wahrscheinlichkeit groß, dass du scheiterst und aufgibst. Stell dich auf Rückschläge ein! Es werden verdammt schlechte Tage kommen! Und wenn, stell dich am nächsten Morgen bitte wieder vor den Spiegel und sag dir deine Sätze: *Ich schaffe das, ich bin gut so, wie ich bin, ich kann mir vertrauen.*

Auch ich komme mal vom Kurs ab. Auch ich nasche mal Kinderriegel aus einer bestimmten Emotion heraus. Ich bin auch nur jemand, der *no time to eat* hat. Doch inzwischen ist mein Ernährungsziel nicht mehr Perfektion, sondern Balance. Und das klappt gut.

Egal wo du jetzt stehst: Das, was war, ist vorbei. Aber du kannst jeden Tag neu bestimmen, wo du langgehst. Erinnere dich: In Wahrheit geht es nicht um Zeit. Es geht um deine Komfortzone und die vielen kleinen Entscheidungen im Alltag, mit denen du deine Ergebnisse produzierst. Komm ins Tun! Eine Anleitung hast du jetzt. Der erste Schritt war, dieses Buch zu lesen. Was ist dein nächster?

Ich wünsche dir eine gute Reise,
deine Sarah

Dank

Ich möchte mich bei allen bedanken, die mir geholfen haben, mit *No time to eat* zu wachsen – auch über mich selbst hinaus. Ihr alle seid ein wertvoller Teil dieser Erfolgsgeschichte!

Der größte Dank geht an meine Familie: Maria Mirijam Tschernigow, Klaus Führmann, Christa und Manfred Tschernigow – auf euch ist immer Verlass. Ihr habt mich bei allen Entscheidungen bedingungslos unterstützt.

Danke an meine Coaches und Mentoren, allen voran Christian Bischoff – durch dich habe ich erlebt, dass Selbstliebe der Schlüssel zum Glück ist und ich allein für meine Gefühle verantwortlich bin. Walter Dieban – durch dich kam Achtsamkeit in mein Leben und die Rosinen ins Müsli. Gordon Schönwälder – dein Podcast übers Podcasting half mir, meinen eigenen zu starten. Dirk Kreuter – für dein exzellentes Know-how im Vertrieb und persönlichen Support. Unsere Begegnung war ein Game-Changer für mich. Jörg Scholler – durch dich sind aus sehr guten Vorträgen sensationelle geworden. Ole Kannapinn – du bist nicht nur Profi auf deinem Gebiet, sondern der positivste Mensch, den ich kenne. Neben dir kann es einem nur gut gehen.

Dank an die Jungs von Primal State, insbesondere Rafael Frenk, Janis Budde und Özgür Dogan – für die vielen Hilfestellungen und Augenöffner im Online-Marketing, eure großen Visionen und die geilsten Partys. Leon Benedens – du wusstest lange vor mir, dass *No time to eat* ganz groß wird. Markus Nass – du hast mit dem Podcast-Cover fast nebenbei ein fantastisches Foto geschossen. Verein Dick und Dünn e.V. – für eure wichtige Arbeit. Ihr seid Seelenretter! Wolfgang Lindemann – Sie waren mein Lieblingstherapeut. Danke, dass Sie so professionell reagiert haben, als ich Sie nach meinem Nervenzusammenbruch heiraten wollte. Außerdem tiefer Dank an Sophie Mulla – für dein großes Herz, deine Wahrhaftigkeit und die richtigen Ansagen. Und an Dominik Birnbach – du hast immer meine Hand gehalten, auch in Momenten, in denen andere sie losgelassen hätten.

Für Zuspruch, Freundschaft, unternehmerischen Rat, Zusammenarbeit und offene Ohren:

Jasper Caven, Jacob Drachenberg, Nassim Eshagi, Adrian Pabst, Ramón Schlemmbach, Marina Schmidt, Gaffar Taha, Piran Asci, Johannes Richter, Isabell Czolkos, Christian Wuebbeling, Dennis Robers, Max Gotzler, Frank Delventhal, Robert Kresse, Chris Kobus, Laura Malina Seiler, Patrick Thiele, Alica Büchel, Sebastian Klammer, Milena Glimbovski, Kevin Egeler, René Träder, Silvia Forler, Julian Trahe, Henrik Jordan und das Team vom Ullstein Verlag.

Und nicht zu vergessen: Danke an den Holländer – für ein verrücktes Abenteuer und eine steile Filmvorlage. Produzenten können sich gerne melden.

Liebe Leserin, lieber Leser,

ich danke auch dir für deine Zeit, in der ich meine Geschichte, mein Wissen und meine Botschaft mit dir teilen durfte.

Wenn dir dieses Buch gefällt, trete gerne mit mir in Kontakt:

Instagram: @no_time_to_eat
Facebook-Gruppe: TEAM no time to eat
Website: www.notimetoeat.de
Podcast: Gib ein »no time to eat« auf iTunes, Spotify oder in jeder anderen Podcast-App

Ich freue mich natürlich sehr, wenn du mir bei iTunes eine positive Bewertung gibst.

Hier gibt es die Einkaufsliste:
www.notimetoeat.de/liste

Anhang

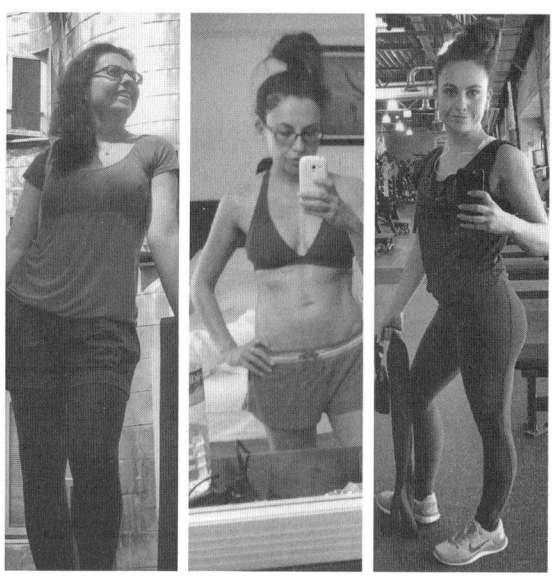

*Meine Ernährungsreise: Nach Jahren der Unzufrieden-
heit und Selbstzerstörung fühle ich mich heute
in meinem gesunden Körper rundum wohl.*

Brauchst du Hilfe?

Solltest du das Gefühl haben, dass Essen und Diäten deinen Alltag bestimmen, du an nichts anderes mehr denken kannst und unter der Situation leidest, bitte such dir Hilfe, so wie ich damals!

Hier kannst du deutschlandweit anrufen und dir eine Anlaufstelle in deiner Region vermitteln lassen:
Telefonseelsorge deutschlandweit (gebührenfrei)
+49 (0)800 111 0 111
+49 (0)800 111 0 222

Du kannst dich auch bei der Bundeszentrale für Gesundheitliche Aufklärung informieren:
www.bzga-essstoerungen.de

Ich habe hier in Berlin Hilfe gefunden:
www.dick-und-duenn-berlin.de

Quellen

Teil 1 – Die To-go-Falle
Marktforschungsinstitut npdgroup, zitiert hier:
https://www.deutsche-handwerks-zeitung.de/baecker-ueberholen-fastfood-ketten-wirklich-ein-trend/150/3094/359951

Teil 2 – Die Ernährungsbasics – was wirklich wichtig ist
https://www.stern.de/gesundheit/diabetes/grundlagen/
glukose-zucker-ist-treibstoff-fuer-den-koerper-3435842.
html

Teil 3 – Der 10-Punkte-Plan
https://www.ndr.de/ratgeber/verbraucher/Ab-in-die-
Box-So-gut-sind-Frischhaltedosen,frischhalteboxen100.
html

http://lrsales-consulting.de/fileadmin/Dokumente/GfK-
Studie_STORE-Effect.pdf

Studie »Store Effects«, Gesellschaft für Konsumforschung
https://www.dge.de/wissenschaft/weitere-publikatio
nen/faqs/salz/#c2587

Liste mit Morgenroutinen

Es ist egal, ob du dir jeden Tag nur zwei Minuten Zeit nimmst oder eine ganze Stunde. Aber: Beginne den Tag mit dir selbst (und nicht mit deinem Handy)! Mach lieber täglich ein bisschen etwas als selten ganz viel. Diese Übungen haben mich wirklich weitergebracht:

Ziele und »Warum« 3 × aufschreiben
Ziele und »Warum« laut vorlesen
Positive Gedanken zu sich in den Spiegel sagen
Motivationsvideos auf YouTube angucken (ein Stichwort ist etwa »Motivation Speech«)
Aufschreiben, für welche drei Dinge du gerade dankbar bist
Eine Sache überlegen, die du heute für dich selbst machen möchtest
Mealprep vorbereiten und mitnehmen
Meditation: Fünf Minuten den Atem beobachten
Yoga, zum Beispiel drei Runden Sonnengruß
Sportübungen wie Liegestütze oder Kniebeugen (so viele du schaffst)
Eine kalte Dusche

REZEPTE

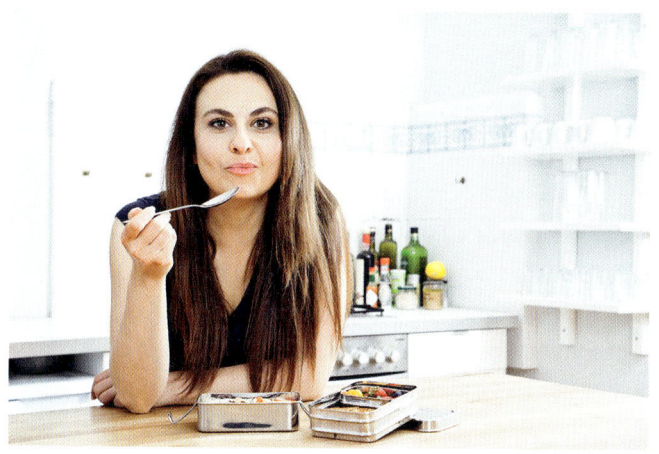

Ich habe dir versprochen, dass gesunde Ernährung leicht ist. Deshalb findest du hier die besten und leckersten Rezepte für deinen Alltag. Sie sind so simpel, dass du sie sogar nach einem 14-Stunden-Tag blind, mit links und rückwärts auf einem Bein stehend zubereiten kannst. Sterneköche würden die Hände über dem Kopf zusammenschlagen, aber die haben ja auch mehr Zeit als du …

Frühstück

Schneller Apfel-Porridge

Für eine Portion:
Wasser im Wasserkocher aufsetzen
70–100 g zarte Haferflocken in einen Behälter für unterwegs füllen
mit Wasser übergießen (gerne etwas mehr, da der Brei eindickt)
etwas Milch oder Sojamilch dazu
Apfel in kleine Stücke schneiden und unterrühren
TIPP: Für mehr Geschmack und Protein einfach 1–2 TL Schoko- oder Vanille-Eiweißpulver hinzugeben und das Ganze mit Zimt würzen.

Eiweißbrot mit Avocado

Für eine Portion:
2 Scheiben Eiweißbrot
½ reife Avocado
$\frac{1}{3}$ grüne Gurke
1 EL körniger Frischkäse

Eiweißbrot toasten und mit Frischkäse beschmieren. Die halbe Avocado in dünne Streifen schneiden und auf den Frischkäse legen. Mit Gurkenscheiben garnieren.

TIPP: Die andere Avocadohälfte hält sich im Kühlschrank am besten, wenn du den Kern drinlässt und die Schale der leeren Hälfte daraufleget.

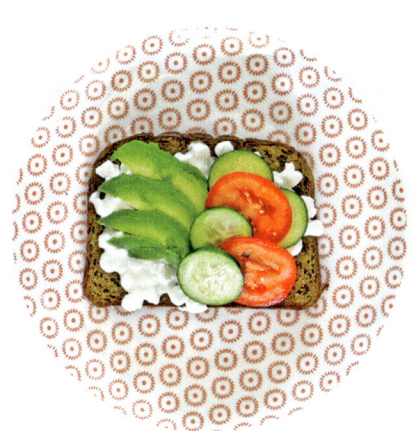

Ein wirklich grüner Smoothie

400 ml Wasser
120 g Battspinat
1 Kiwi
1 Banane
1 EL Leinsamen
1 Stange Sellerie
etwas frischer Ingwer

Alles mixen.

TIPP: Da der Smoothie bei mir eine Mahlzeit ersetzt, füge ich noch 30 g Vanille-Proteinpulver hinzu. Schmeckt unfassbar gut!

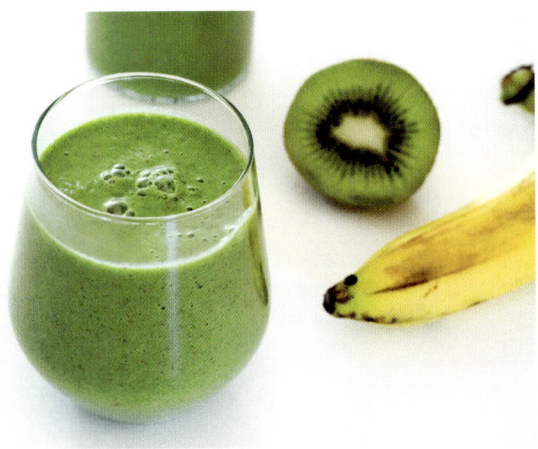

Bullet Proof Coffee klassisch

Der BPC versteht sich als Frühstückersatz, unterstützend zum Intervallfasten. Iss dazu bitte nichts und nimm keine weiteren Zutaten (wie Milch), da du sonst die Wirkung verfehlst.

Für einen Becher:
schwarzer Kaffee
1 TL oder EL Kokosöl
1 TL Butter

Bullet Proof Tea vegan

Wenn du den Effekt von Bullet Proof Coffee *ohne* Coffee haben willst. Matcha ist ein Grünteepulver, das du online oder auch in Reformhäusern kriegst. Es löst sich in Wasser auf.

Für einen Tee:
1 TL Matcha in heißes Wasser
1 EL Kokosöl

Sattmacher-Quark

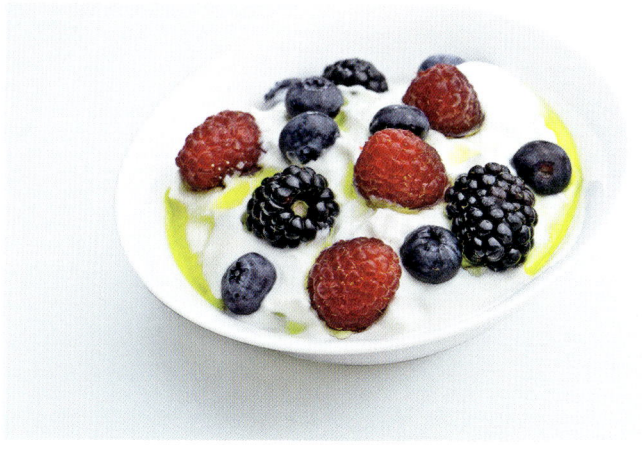

Für eine Portion:
150 g Quark natur (Fettstufe max. 3,5 %)
2 EL Milch

1 EL Leinöl
100 g Beeren

Einfach alles vermischen. Funktioniert auch super to go. Im Sommer ideal mit Erdbeeren oder Heidelbeeren, im Winter mit Mandarine.

TIPP: Wenn dir der Quark zu fest ist, kannst du einen Schuss Mineralwasser hinzugeben

Rührei mit Schinkenwürfeln

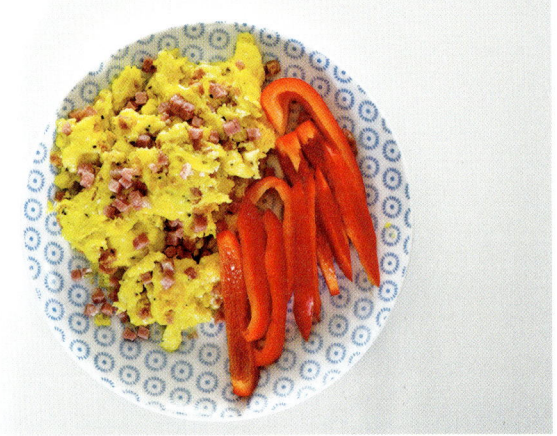

Für eine Portion:
3 Eier
etwas Kokosfett für die Pfanne
40 g Schinkenwürfel (wenn du keine bekommst, schneide Kochschinken klein)

½ rote Paprika
Gewürze, z. B. Schnittlauch, Salz oder Oregano

Kokosfett in einer kleinen Pfanne erhitzen, Schinkenwürfel darin leicht anbraten. Eier direkt in der Pfanne
aufschlagen und zu Rührei verarbeiten. Gewürze hin-
zufügen, bei mir darf Schnittlauch nicht fehlen. Paprika
klein schneiden. Du kannst sie mit in die Eier geben. Ich
selber esse sie lieber roh dazu.

Snacks

Obst-Trio mit Pistazien

Hier der bessere und günstigere Obstbecher für unterwegs:

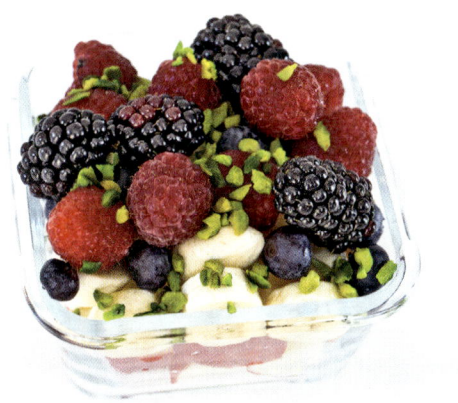

Für eine Box:

1 Banane

½–1 Apfel

1 Mandarine (alternativ eine Handvoll Beeren)

1 EL Pistazien, ungesalzen

Alles klein schneiden und ab in die Box.

TIPP: Ich liebe Weihnachtsgewürz auf dem Obst. Das kriegst du das ganze Jahr über online und zur Weihnachtszeit in der Gewürzabteilung.

Süßkartoffeltoast

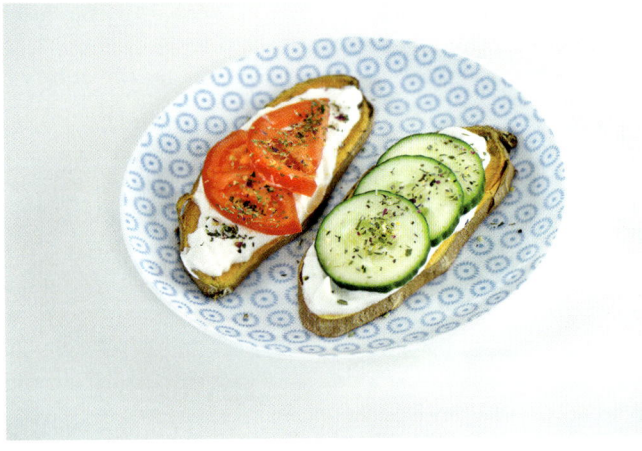

Für 2 Portionen:

1 Süßkartoffel

Kräuter, ggf. Quark und Tomaten

Süßkartoffeln in 0,5–1 cm dicke Scheiben schneiden und toasten. Ich toaste sie immer doppelt. Schmecken pur mit ein paar Kräutern super, du kannst sie aber auch mit etwas Quark toppen und dazu Tomaten naschen.

Vanille-Pancake

Ein einfacher Eiweiß-Pancake, perfekt abends als gesunde Süßigkeit.

Für einen Pancake:
2–3 Eier
1 EL Proteinpulver Vanille
(Schokogeschmack geht auch)
etwas Kokosfett
2 EL Natur- oder Sojajoghurt
ggf. Obst

Eier in einer Schüssel zusammen mit dem Proteinpulver verrühren. In einer kleinen, gut beschichteten Pfanne Kokosfett zerlaufen lassen. Gemisch in wenigen Minuten zum Pancake ausbacken. Hinterher mit Joghurt und wahlweise etwas Obst dekorieren. Schmeckt auch mit tiefgekühlten Himbeeren, die auf dem Pancake schmelzen.
TIPP: Wenn du kein Proteinpulver verwenden willst, zerquetsche stattdessen eine weiche Banane, mische sie mit den rohen Eiern und gib die Masse in die Pfanne.

Maiswaffeln mit Frischkäse und Honig

Für eine Portion:
3 Maiswaffeln
100 g körniger Frischkäse mit 4 % Fett
2 TL Honig

Perfekter Snack nach dem Sport oder auch einfach so.
Achtung, macht süchtig!
TIPP: Schmeckt auch mit Nussmus statt Frischkäse.

Falsches Snickers (vegan)

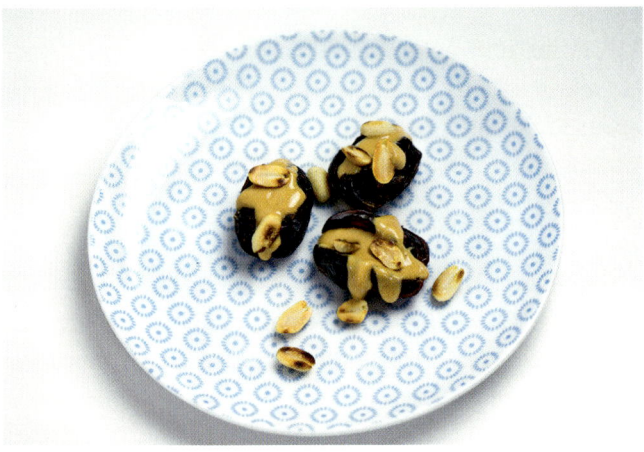

Für eine Portion:
3 getrocknete Datteln
1 EL Erdnussmus
2 TL Erdnüsse, ungesalzen

Datteln einfach in das Erdnussmus dippen. Alternativ Datteln längs in der Mitte aufschneiden und Erdnussmus wie eine Soße hineingeben. Erdnüsse darübergeben. Schmeckt auch super mit anderen Nussmussorten wie Cashew oder Mandel.

Hauptgerichte

Süßkartoffel-Pommes mit Quark

Für zwei bis drei Portionen:
2–3 Süßkartoffeln
200 g Quark (max. 10 % Fett)
Kräuter
Gewürze: Oregano, Paprika, Rosmarin

Süßkartoffeln roh in Scheiben, dann die Scheiben in Stifte schneiden. Auf dem Backblech (mit Papier) verteilen und würzen. Minimal mit Öl beträufeln. Das Ganze bei etwa 200 Grad Ober- und Unterhitze oder Umluft 15 bis 20 Minuten backen, bis die Pommes schön kross sind. Je dünner du die Stifte schneidest, desto schneller geht es. Mit Quark anrichten. Für gesunde Fette empfehle ich dir, am Schluss 1 EL Leinöl über den Quark zu geben.

Thunfisch-Sattmacher

Für eine Person:
½ Glas Kichererbsen
(vorgekochte im Glas oder in der Dose)
1 Dose Thunfisch, natur
200 g grüne Bohnen (TK oder aus dem Glas)
1 EL Balsamico-Essig
Petersilie
Gewürze nach Belieben

Einfach alles vermengen – du brauchst nicht mal zu
kochen. Achte beim Thunfischkauf auf Gütesiegel.

Buchweizenpasta mit Lachs

Für zwei Portionen:
100 g Buchweizenpasta
(gibt es z.B. im Bioladen)
2 Lachsfilets (TK)
500 g Kaisergemüse (TK)
Gewürze nach Belieben

Gefrorenen Lachs auf Backpapier im Ofen bei 200 Grad
Ober- und Unterhitze etwa 15 Minuten lang backen.
In der Zwischenzeit einen Topf Wasser für die Nudeln
aufsetzen und einen für das TK-Gemüse. Pasta bissfest
kochen, TK-Gemüse maximal fünf Minuten bei mittlerer Hitze köcheln lassen. Alles würzen und anrichten.

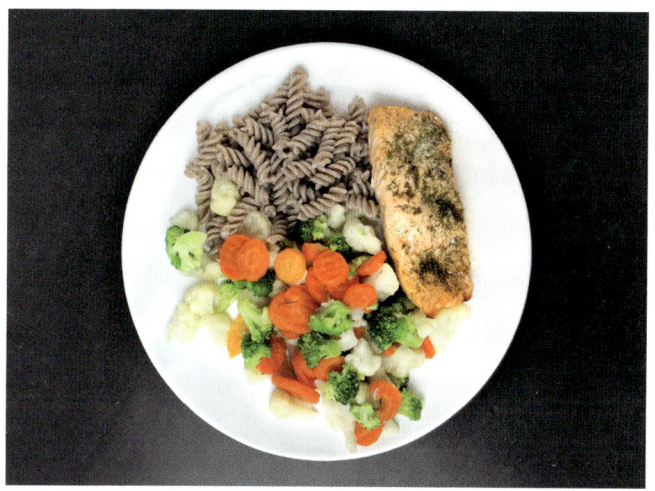

TIPP: Da Nudeln nicht viele Nährstoffe enthalten, nimm die Varianten mit Hülsenfrüchten. Statt Buchweizen- kannst du auch Linsen- oder Kichererbsenpasta kaufen.

Gerollte Pizza (vegan)

Zutaten für zwei Portionen:
2 Wrap-Teigfladen, am besten Vollkorn
(kannst du fertig kaufen)
3 Champignons
1 kleine Zucchini
½ Paprika
½ Dose Pizzatomaten

Die Wraps mit den Dosentomaten bestreichen. Gerne mit italienischen Kräutern, Oregano, Knoblauch oder Chili würzen. Klein geschnittenes Gemüse drauflegen. Das Ganze bei 220 Grad etwa 10 Minuten in den Backofen geben, am besten mit Grillfunktion. Als to-go-Variante einfach zusammenrollen.

Nuss-Kichererbsen mit Bohnen (vegan)

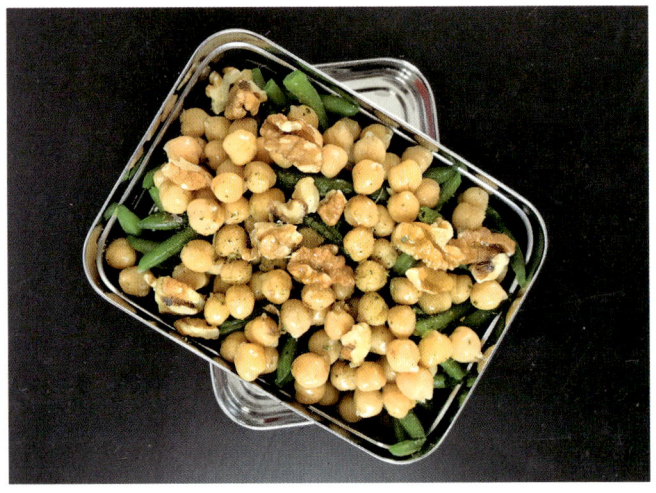

Für zwei Portionen:
1 Glas vorgekochte Kichererbsen
500 g grüne Bohnen (TK)
50 g Walnüsse
1 EL Öl, z. B. Walnuss- oder Leinöl
Gewürze

Wasser für die Bohnen aufsetzen, diese darin wenige Minuten köcheln lassen. Kichererbsen nur erhitzen (schmecken aber auch kalt als Salatvariante). Beides vermischen. Nüsse grob hacken und darüberstreuen. Nach Wunsch würzen, zum Beispiel mit Kräutersalz, Oregano und Knoblauch.

Nektarinen-Kürbiskern-Salat (vegan)

Für eine Portion:
Salat nach Wunsch zusammenstellen; ich mag gerne Feldsalat, Rucola, Cherrytomaten, Möhren, Avocado.
Eine Nektarine klein schneiden und über den Salat geben. Dazu 1 EL Kürbiskerne.
Als Dressing empfehle ich klassisch Essig und Öl.
Im Herbst/Winter schmeckt der Salat auch mit Birne sehr gut.

Hähnchenbrust Oriental

Für zwei bis drei Portionen:
300 g Hähnchenbrust
etwas Kokosfett
100 g rote Linsen
120 g dicke Bohnen (aus der Dose)
1 mittelgroße Zucchini
1 EL Olivenöl

Essig
Gewürze: Curry, Petersilie, Knoblauch und Zimt

Wasser für die Linsen aufsetzen und diese 10 Minuten kochen. Achte beim Kauf auf die angegebene Kochdauer. Währenddessen die Hähnchenbrust kleinschneiden und in einer großen Pfanne mit etwas Kokosfett anbraten. Ich nehme immer ganz wenig Fett und fülle den Rest mit Wasser auf.
Zucchini klein schneiden und mit den Bohnen dazugeben.
Durch die Gewürzkombination hast du einen sehr orientalischen Geschmack. Am Ende kannst du noch 1 EL Öl rübergeben und Essig.

Sarahs Salad

Für eine Portion:
1 kleine rote Paprika
100 g Putenbrust
½ Avocado
1 hart gekochtes Ei
italienische Kräuter
1 kleiner Apfel
etwas Zimt

Veganer können statt der Putenbrust auch geräucherten Tofu nehmen oder den Teil einfach weglassen. Alles klein schneiden, in eine Box und fertig.